超有感！每天3分鐘，消除難纏的疲勞和酸痛

每天僅需彎曲、拉伸、扭轉！
消除肩酸、浮腫、眼睛疲勞、腰痛及倦怠感

作者
坂村純子

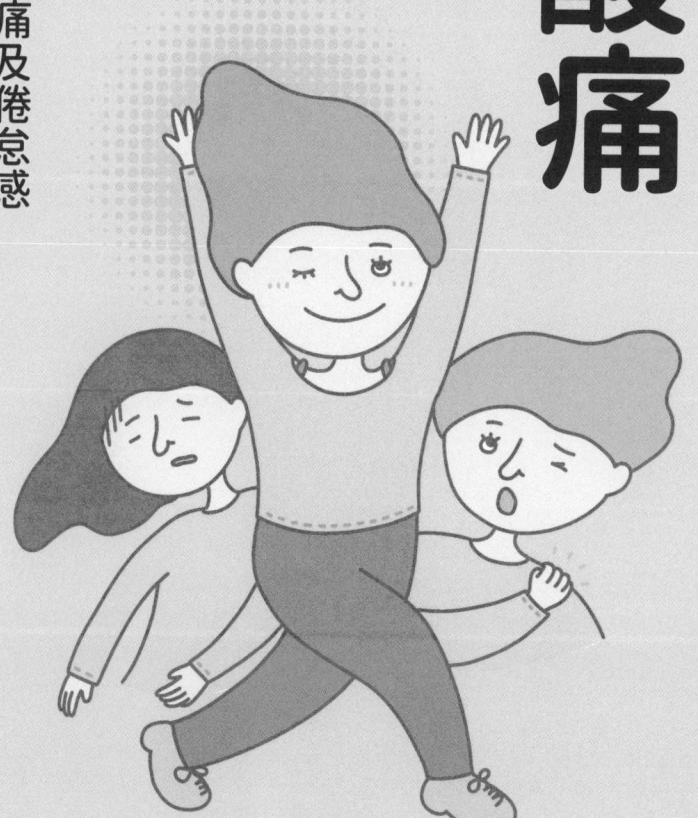

前言

因為夠放鬆，所以才有效

「早上起床之後，覺得昨天的疲勞沒有消失，整個人懶洋洋的⋯⋯」

「明明定期去整骨或按摩，但肩頸痠痛和腰痛卻一直沒改善。」

「睡不好，所以身體更疲累。」

「可能是因為常用電腦和手機，眼睛非常疲勞。」

以上這些「難纏的疲勞」，是否讓你每天都筋疲力盡？

雖然還沒嚴重到需要看醫生，但總覺得整個人提不起勁。

這本書，將介紹讓你徹底翻轉陰鬱的日常，能日日神清氣爽的方法！

大家好，我是坂村純子，請容我自我介紹。

我現在是專注於幫助「成年人打造不易疲累的身體」的專家。

透過本書介紹的方法，許多客戶都有好的回饋：

- 「原本腦袋昏沉，現在突然變得視野清晰，頭腦超清醒！簡直不敢相信！」

- 「以前手腳冰冷、身體不適，現在卻像泡完溫泉一樣，全身暖呼呼的。」
- 「雙腿輕盈到不可思議，爬樓梯變得好輕鬆！」
- 「長期困擾的肩頸痠痛，居然消失了。」
- 「好久沒有像這樣一覺到天亮。」

有很多人因此感謝我。其中有人因為身體的明顯變好，開心得不得了。

當然，可能也有人會覺得：「這怎麼可能？」

其實，我過去也和大家一樣，深受這些問題困擾。

自從育兒生活比較穩定之後，我的身體開始變得僵硬、骨盆前傾，還有手腳冰冷的毛病，也就是所謂更年期女性特有的困擾。

意識到這樣下去不行，我開始學習皮拉提斯，並成為私人教練。

然而，隨著年齡增長，即使做皮拉提斯，肩頸僵硬、背部緊繃等問題依然無法改善，甚至開始感受到身體柔軟度已經到極限。

就在那個時候，我遇見了「體芯力體操」。

實際嘗試後，身體不適的狀況以驚人的速度改善，甚至讓我徹底擺脫「難纏的疲勞」。

我可以斷言，現在的身體是「有史以來最輕鬆的狀態」。

詳細方法將在後文介紹，但這套方法的最大關鍵在於：「在放鬆狀態下緩慢活動身體」。

什麼是「體芯力體操」？

所謂的「體芯」，是指身體的核心部位。透過鍛鍊這個區域，能逐漸強化並柔軟深層肌肉，讓原本僵硬的身體重新恢復靈活。

透過不造成身體負擔的動作，任何人都能輕鬆消除疲勞與不適。

當全身徹底舒展、疲勞消散後，自然會轉變為「不易疲累的體質」。而且，多數動作只需3分鐘左右即可完成！順帶一提，科學研究也證實，活化核心能有效提升「動作能力」與「身體機能」。

本書以「成年女性的難纏疲勞解方」為主軸，針對肩頸痠痛、腰痛、倦怠感、水腫、自律神經失調、手腳冰冷、焦躁失眠等問題——提供瞬間改善不適的實用技巧，以及「由內而外變美，長期維持好狀態」的保養祕訣，毫無保留全部公開！

或許有人仍擔心：「聽起來門檻很高，覺得很不安。」請放心！本書會先解析「難纏疲勞」的成因，讓讀者了解後續「動作」的意義，身體就能自然而然地動起來。

搭配可愛插圖逐步示範，讓各位淺顯易懂地了解動作。請和插畫描繪的女孩一起練習，感受身體的變化吧！

衷心希望本書能幫助你告別不適，迎向舒適自在的每一天。現在，就讓我們開始吧！

作者／私人教練　坂村純子

前言　因為夠放鬆，所以才有效

序章　原來有方法能讓身體一整天都不累！

- 容易疲勞，不能只怪年紀 …… 016
- 「努力」、「硬撐」其實會造成反效果 …… 018
- 不勉強的肌力訓練——體芯力體操 …… 022
- 打造不易疲累的輕盈生活 …… 025

part 1　從「腦神經」入手，消除身體多餘的「緊繃」

放鬆　慢性疲勞　提升全身柔軟度

只需觸碰自己的身體，就能緩解僵硬
——透過觸摸全身皮膚活化全身神經 …… 030

透過「眼球運動」釋放身體的緊張與緊繃

- 眼睛疲勞
- 腰痛
- 肩頸僵硬
- 倦怠感
- 改善血流血壓
- 自律神經
- 手腳冰冷
- 腰痛
- 肩膀僵硬
- 頭痛
- 生理痛
- 疲勞
- 三半規管

038

擺動手臂消除疲勞

- 倦怠感
- 消除身體多餘的「緊繃」

044

附加好處資訊 甩手動作還有這些效果！

- 頸部僵硬
- 活化大腦

049

逐根活動手指，從大腦傳遞放鬆訊號至全身

- 頸部僵硬
- 頭暈
- 背部緊繃
- 三半規管

052

躺下輕鬆滾動，立即鬆開緊繃肌肉

- 駝背
- 烏龜頸
- 背部緊繃
- 姿勢歪斜
- 活化大腦
- 頸部僵硬

056

8字體操改善日常動作流暢度①

- 8字體操（手腕）
- 肩胛骨
- 肩部僵硬
- 活化大腦

060

8字體操改善日常動作流暢度②

- 8字體操（雙臂）

064

part 2
活動肋骨，提升呼吸能力，全身輕鬆無負擔

呼吸 自律神經 放鬆　提升睡眠品質（助眠效果） ……070

學會用背部呼吸，身體自然不再緊繃 ……074

呼吸 駝背
活動肋骨，呼吸模式與體態就能同步改善

呼吸 壓力 自律神經
只要放鬆橫膈膜，自律神經就能恢復穩定 ……080

專欄 有科學實證的「體芯力®體操」……084

part 3
學會「扭轉」技巧，肌肉變得柔軟，動作更流暢

part 4 小動作輕鬆打造不易疲累又好看的體態

脊椎變柔軟，從此告別「疲勞」和「腰痛」！ 088
疲勞　倦怠感　自律神經　腰痛

扭轉運動①／體側伸展／脊椎屈曲伸展／脊椎旋轉運動

需要鍛鍊的肌群：腰大肌 100
疲勞　肌力衰退　雙腿輕盈　瘦腿　改善姿勢　小腹

運用腰大肌的臀部走路訓練／跨腿扭腰運動／扭轉運動②

一套動作解決所有困擾，活化所有肌肉 110
大腿　蝴蝶袖　骨盆前傾　駝背　小腹　浮腫　手腳冰冷

一套動作解決所有困擾的扭轉運動

從肩膀開始改善血液循環 116
肩頸僵硬　血液循環

手臂窗簾操／手肘繞圈

手臂 手臂扭轉操 手臂鬆弛與小指肌肉有關	122
小腹凸出 骨盆前傾 從呼吸調整小腹凸出問題（骨盆前傾／後傾）	126
便秘 姿勢 骨盆前傾 腰痛 血流 浮腫 只要一分鐘，深蹲效果絕佳 一次拉伸髖關節、膝關節、腳踝	130
腰痛 膝痛 血液循環 淋巴 駝背 姿勢 小腹凸出 便秘 髖關節僵硬怎麼辦？不能因此放棄！一起來改善僵硬問題 只要這樣做，就能大幅改變髖關節的活動度	134
代謝 手腳冰冷 浮腫 腰痛 駝背 柔軟髖關節的相撲蹲	140
臀部下垂 久坐會造成臀部下垂，提起坐骨就能防止臀部鬆垮下垂	144
倦怠感 肩膀僵硬 手腳冰冷 焦躁 失眠 免疫力 自律神經 累到什麼都不想做的日子，只要做這個就OK	148

part 5 由內而外變健康，讓「好狀態」一直持續

減重	運動不會直接讓你瘦	154
減重　飲食	想瘦就要正確飲食	157
減重　代謝	為什麼年紀越大越難瘦？	161
飲食　代謝	味噌湯的驚人效果	164
減重　飲食	吃的「順序」比什麼都重要	166
飲食　代謝	暴飲暴食後，第二天必做的3件事	170

減重　關鍵在於別讓大腦發現你在減重

減重　吃泡芙到底會不會胖？

☆ 打造一個即使年紀增長，也能隨心所欲活動的身體

☆ 與其盲目鍛鍊，不如傾聽身體的聲音

結語　你的身體，其實可以更輕鬆！

你是不是也感到這裡痠、那裡痛，總覺得哪裡怪怪的？

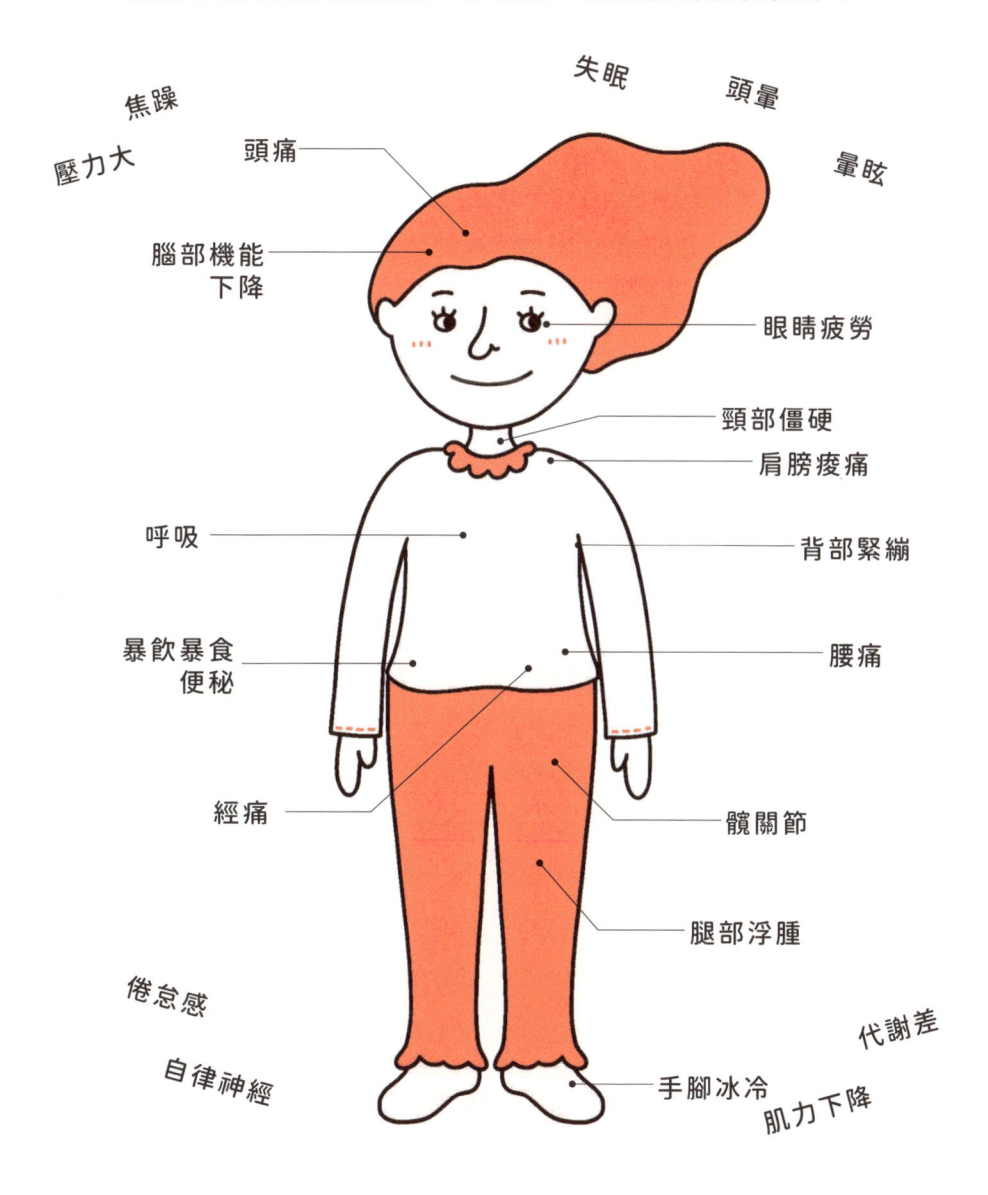

- 失眠
- 頭暈
- 焦躁
- 壓力大
- 頭痛
- 暈眩
- 腦部機能下降
- 眼睛疲勞
- 頸部僵硬
- 肩膀痠痛
- 呼吸
- 背部緊繃
- 暴飲暴食 便秘
- 腰痛
- 經痛
- 髖關節
- 腿部浮腫
- 倦怠感
- 代謝差
- 自律神經
- 手腳冰冷
- 肌力下降

序章

Adult women's encyclopedia

原來有方法
能讓身體
一整天都不累！

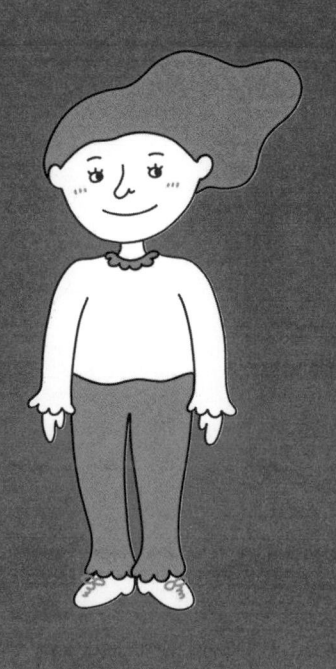

最近變得容易疲勞，
雖然不到需要看醫生的程度，
但總是提不起勁，
身體沉重、不想動、疲勞無法消除⋯⋯
因此開始去健身房，嘗試皮拉提斯或瑜伽，
卻更加疲憊⋯⋯
這是因為你「努力的方式錯了」。
接下來，我將為你說明
「能消除疲勞、讓身體輕鬆活動」的方法。

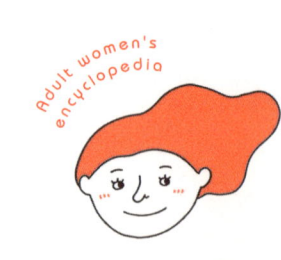

容易疲勞，不能只怪年紀

比起年輕時更容易感到疲勞，或是睡了一覺也無法消除疲勞。

你是否有這種感覺，卻告訴自己「年紀大了就是這樣」而放棄了呢？

但這真的只是因為年齡嗎？究竟什麼是「疲勞」呢？

疲勞可以分為肉體疲勞、精神疲勞和神經疲勞。

肉體疲勞確實會隨著年齡增長而更容易發生，這主要是因為年齡增長本來就會伴隨肌肉量減少。

肌肉量減少會導致肌力下降，因此，光是維持走路、活動的身體平衡，就需要消耗很多能量，自然就容易感到疲勞。

序章　原來有方法能讓身體一整天都不累！

另外，對女性來說，40歲後女性荷爾蒙的減少和失調，也是造成肉體疲勞的原因之一。

但近年來，長時間辦公導致的眼睛疲勞、光線刺激造成的精神和神經疲勞也令人擔憂。

持續盯著電腦和手機螢幕，會打亂自律神經平衡，使交感神經過度活躍。

交感神經活躍表示身體處於緊張狀態。

呼吸會變得短淺，肌肉也會緊繃收縮。

就像隨時處於「戰鬥模式」，這樣怎麼可能不累呢？

大腦會在身體機能達到極限時發出「疲勞」的訊號。

雖然肉體疲勞確實是來自肌力衰退，這點的確受到年齡影響，但精神和神經疲勞卻與年齡沒有關係。

既然如此，現代生活中持續暴露在人造光源下仍想健康生活的話，就不該把疲勞全部歸咎於年齡，而是要努力打造不易疲勞的身體。

017

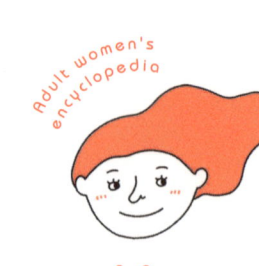

「努力」、「硬撐」其實會造成反效果

「總是不自覺用力。」

「沒辦法放鬆身體。」

我經常聽到學生這樣說。

但事實上，大多數人甚至沒意識到自己的身體正處於緊繃狀態。

我們從小就被教導要「用力」，卻沒有人教我們如何「放鬆」。

沒錯！我們從小就被鼓勵要「加油」、「堅持」……這些觀念讓我們在潛意識裡養成隨時保持緊繃的習慣。

序章　原來有方法能讓身體一整天都不累！

隨著年齡增長、運動不足、體力下降，人們開始覺得心慌，所以突然開始跑步、練瑜伽、皮拉提斯，或是去健身房瘋狂鍛鍊腹肌和背肌。伸展也要做到覺得疼痛才肯罷休。

❀ **想要調整身體狀況，結果適得其反**

這樣努力難道不對嗎？

如果你的目標是像健美選手那樣增大肌肉，那當然沒問題。

但如果你只是想要健康、改善身體不適、增強體力，突然開始鍛鍊淺層肌肉（淺層肌），或是強行伸展緊繃的肌肉，反而會讓身體更加緊張，連呼吸都變得短淺。

也就是說，這只會讓你更容易緊繃，造成反效果。

從解剖學來看，過度鍛鍊淺層肌會讓身體外側僵硬，導致深層肌無法正常運作，軀幹（包括骨骼和內臟的體幹）的活動度也會受限。

現代本來就因為生活便利，即使不特別鍛鍊，日常生活中的習慣就容易讓人緊繃，很多人都沒有在使用深層肌。

既然如此，對現代人來說，與其去健身房做重訓，更重要的是先學會放鬆身體，恢復深呼吸的能力。

趁現在重新思考「為什麼要鍛鍊」非常重要。

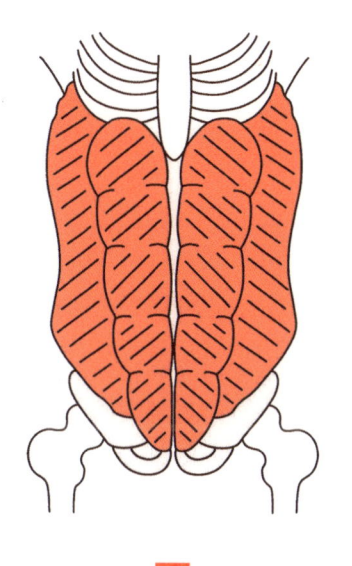

序章　　原來有方法能讓身體一整天都不累！

突然鍛鍊淺層肌，
反而會造成反效果

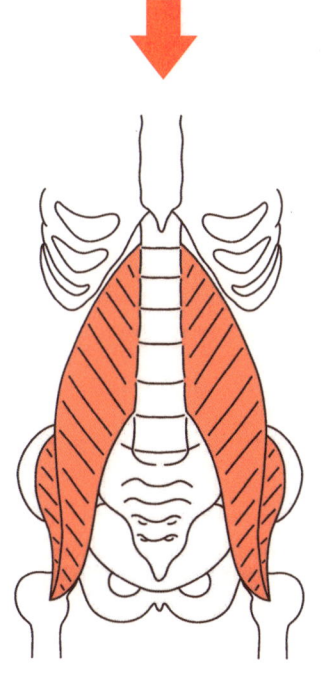

這會讓深層肌無法動作，
體幹隨之難以運作

不勉強的肌力訓練——體芯力體操

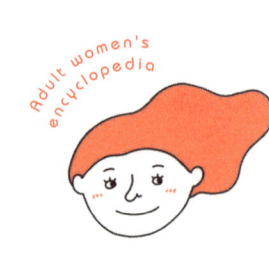

我目前的身份是「幫助50歲以上族群打造不易疲累的身體」的專家。

我正在宣導名為「體芯力體操」的運動方法，目的是讓身體深處的深層肌群變得柔軟，藉此**改善日常站立、行走、坐下等動作，打造不易疲勞的身體。**

所謂的「體芯」，就是位於體內深處的代表性深層肌「腰大肌」。

這套以鍛鍊腰大肌為主的體操，就是體芯力體操。

體芯力體操的創始者是我的恩師——鈴木亮司先生。

我原本是皮拉提斯教練，為什麼會轉而提倡體芯力體操呢？

我雖然能流暢完成皮拉提斯的各種動作，但在日常生活中的站立、行走、坐姿

022

序章　原來有方法能讓身體一整天都不累！

✿ 不造成身體負擔、簡單就能做到的運動方式

等基本動作上，並沒有特別覺得輕鬆。

甚至還出現了呼吸變淺、髖關節比以前更容易卡住的狀況。

身為運動教練的我，隨著年齡增長，逐漸感受到提升身體機能的瓶頸。

「我都有在運動，為什麼還是這樣呢？」有些人會一邊抱著這樣的疑問，一邊安慰自己可能是年紀的關係，甚至試著加強肌力訓練，但還是看不到效果⋯⋯當時的我，也已經無法對客戶提出連自己都能夠真正認同的建議。在我為此繼續深造學習時，遇到了體芯力這套理論。

這套體操最大的特點，就是不費力也不辛苦，男女老少都能輕鬆做到。

說到運動或訓練，許多人腦中浮現的可能都是「辛苦、吃力、需要非常努力」等印象吧？

023

然而，這套體芯力體操完全不痛苦，甚至可以說是「不需要努力的肌力訓練」。

多虧了這套體芯力體操，現在即使年近60歲的我，仍然擁有「能夠輕鬆活動的身體」。

那麼，為什麼這種既不辛苦也不費力的訓練法，卻依然有效呢？

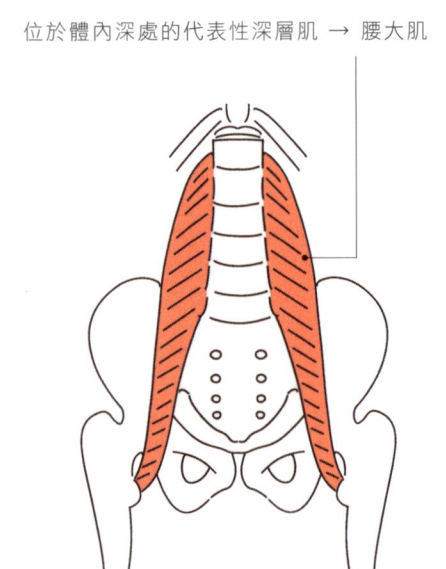

位於體內深處的代表性深層肌 → 腰大肌

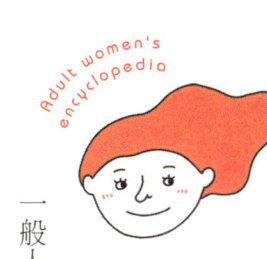

序章　原來有方法能讓身體一整天都不累！

打造不易疲累的輕盈生活

一般人對「訓練」的印象，可能就是針對身體淺層肌肉施加負荷，使其變得更加強壯與僵硬，也就是傳統的肌力訓練。

淺層肌肉可以靠自己的意志去控制，也能加重負荷去訓練⋯⋯因此更會讓人覺得「很吃力」。

另一方面，體芯力體操的目標，則是鍛鍊以腰大肌為主的深層肌。這些深層肌群並非能靠意志直接控制的肌肉，要鍛鍊它們，關鍵反而在於「放鬆淺層肌肉的力量」，讓身體進入真正放鬆的狀態，才能讓深層肌開始運作與強化。

★ **讓動作變得有效率**

體芯力體操的基本動作只有「彎曲」、「伸展」、「扭轉」。

你可能會想：「咦？就這樣而已嗎？」

正因為如此，我才說這是一套誰都能簡單做到的運動。

透過慢慢地活動身體，能夠刺激並鍛鍊腰大肌。

由於腰大肌無法單獨運作，因此在進行這些基本動作的同時，能一併鍛鍊腰大肌周圍的深層肌，進而帶動全身的肌力提升，體力也會隨之增強。

也就是說，當身體核心的肌肉變得強韌且柔軟，我們就能更有效率、更輕鬆地活動身體。

我們能夠順暢地站立、行走、坐下，都是因為腰大肌在發揮作用。

然而，隨著年齡增長，身體活動的機會變少，腰大肌就會在不知不覺中逐漸衰退。

腰大肌是全身肌群的關鍵核心，當它衰弱時，就會大幅影響全身動作。

讓我們透過體芯力體操，從鍛鍊腰大肌等重要的深層肌開始，打造用少少的力量也能高效活動，而且不容易疲勞的身體吧！

026

序章　原來有方法能讓身體一整天都不累！

**只要慢慢地活動身體，
就能消除疲勞、不容易感到疲倦！**

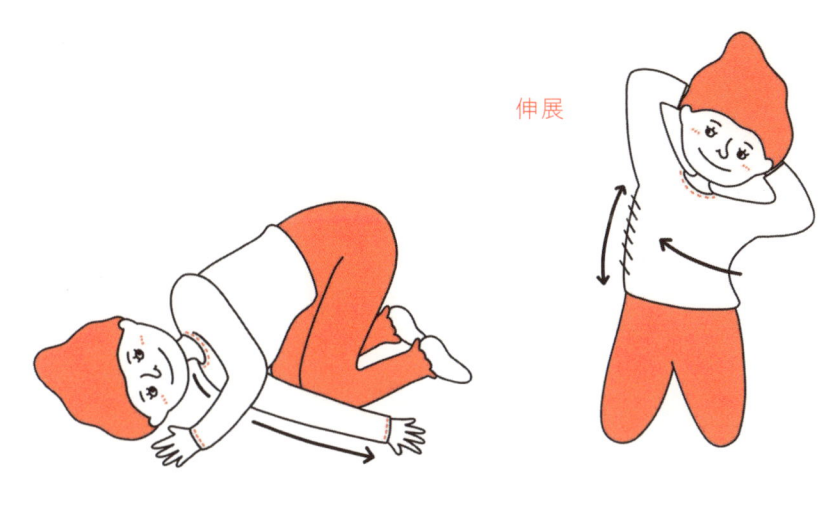

伸展

扭轉

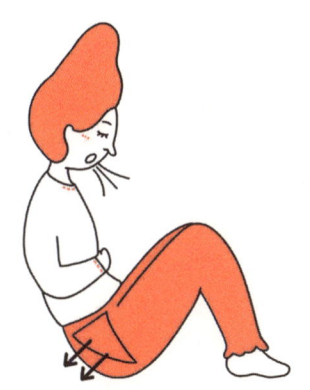

彎曲

part 1

Adult women's encyclopedia

從「腦神經」入手，
消除身體多餘的
「緊繃」

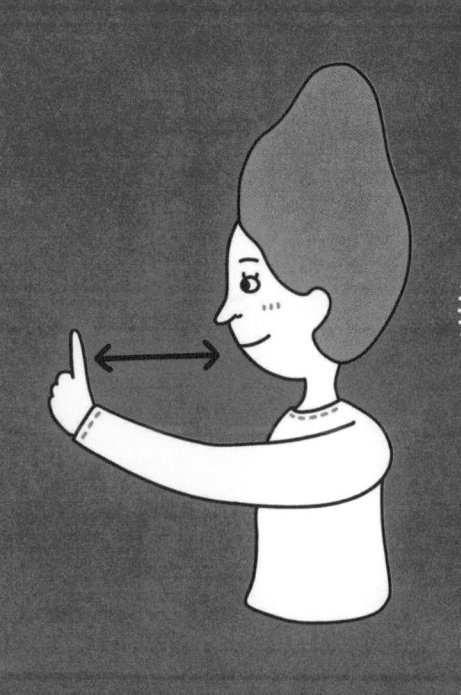

身體僵硬到不行，只好去按摩！
但是，好奇怪，沒多久又回到原樣？
你是不是也有這樣的經驗？
接下來要介紹從「大腦著手」，
讓身體越來越輕盈的方法！

> 放鬆　慢性疲勞　提升全身柔軟度

只需觸碰自己的身體，就能緩解僵硬

- 按摩所放鬆的其實不是肌肉，而是神經
- 肌肉緊繃的根本原因，其實在於大腦
- 透過撫摸全身，能在大腦中建立身體地圖，讓身體更容易放鬆

Part 1 從「腦神經」入手，消除身體多餘的「緊繃」

各位平常身體變得僵硬、緊繃時，會怎麼做呢？

會咬牙苦撐做伸展？

還是去按摩或整復呢？

這些方法當下可能讓你感覺「比較輕鬆了」，但是不是很快又打回原形？

許多人認為只要把僵硬的肌肉伸展或用手按摩一下就會變柔軟，但事實上我們無法直接讓肌肉變柔軟。

按摩時真正被刺激的是「神經」，而不是肌肉本身。透過刺激神經，把訊號送到大腦，大腦重新認知身體的狀態後，才會讓該部位的肌肉張力下降、產生「放鬆」的效果。

也就是說，肌肉變硬只是結果，根本原因其實來自大腦。

原本肌肉就是根據大腦的指令延展或收縮。

因此，平常沒有活動的部位，訊號就無法傳遞給大腦，對大腦而言，那就是一種「未知」與「不安」。

❁ 透過「身體地圖」將全身資訊輸入大腦

這種不安會讓身體緊繃，結果就是導致肌肉變得僵硬。

也就是說，若想讓身體不再僵硬，最根本的解方就是讓大腦感到安心。

讓大腦安心的最簡單方式，就是輕輕地觸摸身體每個部位。

透過觸摸，將身體的資訊傳送至大腦。

如此一來，大腦中就會形成屬於你自己的身體地圖。

所謂身體地圖，是每個人在大腦中擁有的、描繪自身身體結構的「地圖」。

我們就是透過這些地圖資訊來操作身體的。

如果某個部位的地圖不清晰，那麼就容易出現「身體僵硬」或「某部位疼痛」等不適感。

人類的背部與腰部本來就比較不容易被大腦辨識，所以無論古今都有很多人飽受腰痛之苦，瞭解這一點就能明白這很正常。

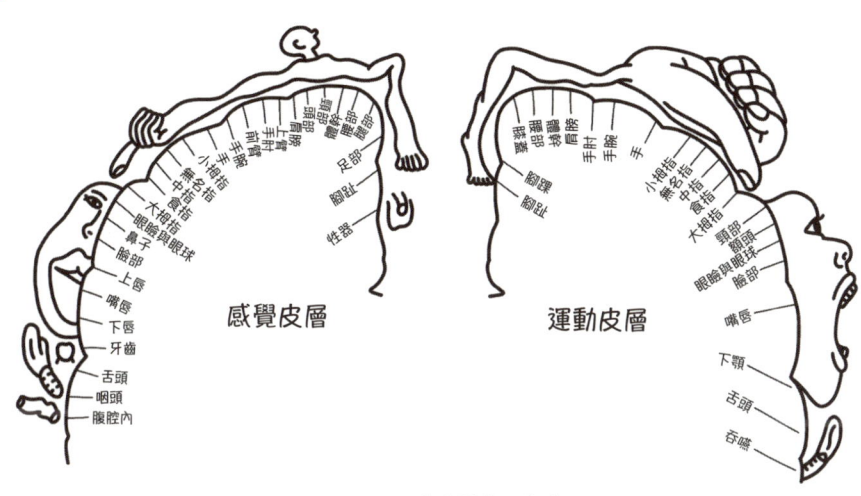

Part 1　從「腦神經」入手，消除身體多餘的「緊繃」

感覺皮層　　運動皮層

出自潘菲爾德（Wilder Penfield）的大腦地圖

因此，第一步就是養成習慣，平常**就要經常用手輕輕地撫摸全身各部位。**

當身體地圖變得清晰，肌肉也就不容易僵硬，身體變得更容易活動。

當你去做按摩或整復，覺得身體變輕鬆了，那是因為透過「被觸摸」讓身體地圖更加清晰。

不過，單靠外部的刺激，身體地圖不容易定型，所以效果往往很短暫。

因此，**用自己的手來觸摸，讓身體地圖牢牢鎖在大腦裡非常重要。**

特別是那些你覺得比較僵硬的部位，請更仔細地撫摸。

033

透過觸摸全身皮膚
活化全身神經

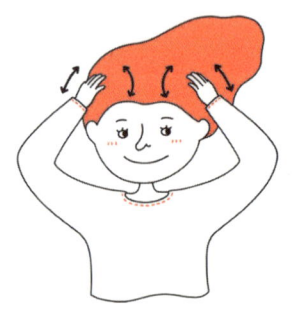

1 用指尖稍微立起,像抓頭般輕輕按摩頭皮(重複3～5次)。

2 輕柔地按摩整個耳朵。

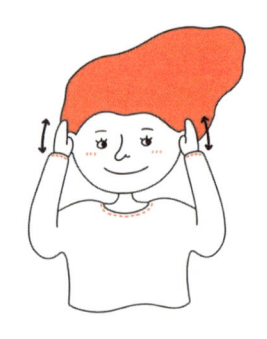

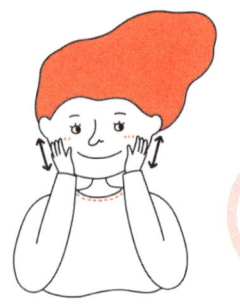

3 雙手像洗臉般輕撫整張臉──有放鬆效果。

Part 1　從「腦神經」入手，消除身體多餘的「緊繃」

透過觸摸，建立大腦中的身體地圖！

從脖子到喉嚨、再到肩膀，像是在引導淋巴流動般輕輕撫摸。

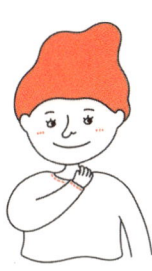

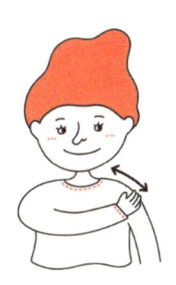

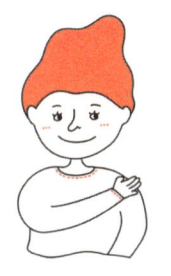

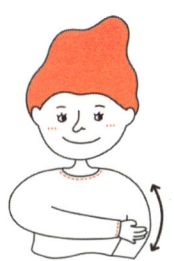

④

⑤

肩膀到胸口、腋下周圍都要均勻地撫摸。

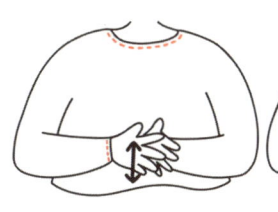

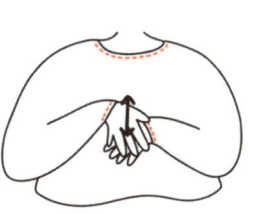

⑥

撫摸手掌、指尖與手背。

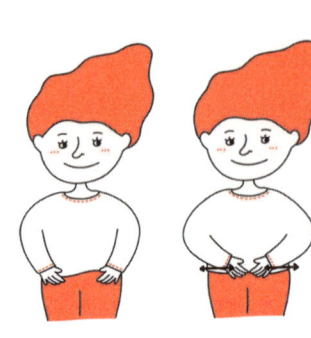

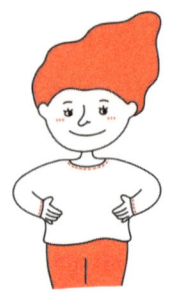

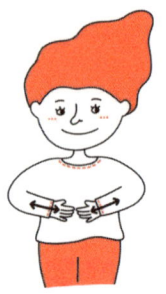

⑦ 撫摸肋骨周圍、腹部、側腰。

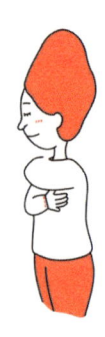

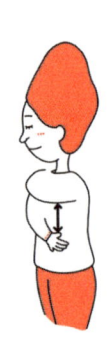

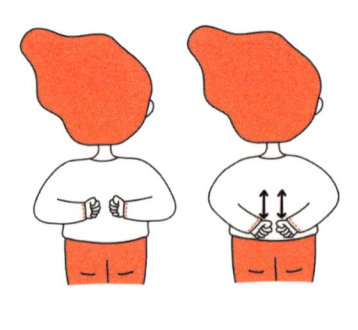

⑧ 用手背輕撫整個背部到腰部（要特別仔細）。

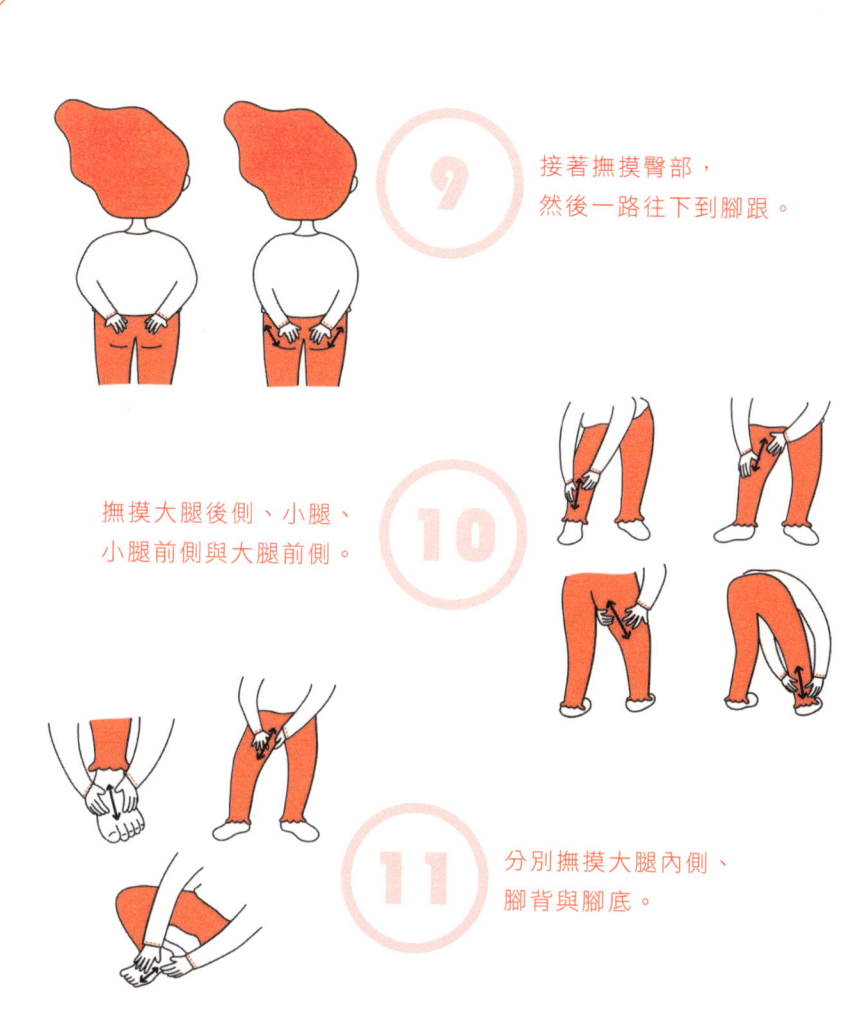

Part 1　從「腦神經」入手，消除身體多餘的「緊繃」

⑨ 接著撫摸臀部，然後一路往下到腳跟。

撫摸大腿後側、小腿、小腿前側與大腿前側。 ⑩

⑪ 分別撫摸大腿內側、腳背與腳底。

當你撫摸全身之後，應該會發現身體的柔軟度比剛開始時好多了！

透過「眼球運動」釋放身體的緊張與緊繃

眼睛疲勞　腰痛　肩頸僵硬　倦怠感

- 大腦最信任的是視覺資訊
- 透過活化眼睛的動作，就能在短時間內消除緊張與緊繃，讓身體變得更輕鬆！

Part 1 從「腦神經」入手，消除身體多餘的「緊繃」

人體受視覺資訊的影響很深。

如今不論男女老少，大多數人一整天都在看手機或電腦，長時間緊盯近距離的某個點，不只讓眼睛周圍的肌肉變得僵硬，甚至會導致全身都處於緊張狀態。

請稍微想像一下人類誕生在地球上的那個原始時代。那個時代的人類，為了保命與生存，必須狩獵。即便時代變了，人類的眼睛本質上至今也沒有什麼改變。

人類的眼睛，本來就不是為了「近距離凝視」而設計的。

另外，人類能夠維持站立的姿勢，其實是仰賴來自「眼睛」的視覺資訊與「內耳」的三半規管提供的平衡資訊，並非單靠肌肉。

前文我們提過「身體地圖」這個概念，在建立身體地圖的過程中，大腦最信任的，其實就是來自眼睛的視覺資訊。也就是說，透過活化眼睛的動作，可以讓身體在短時間內釋放緊張與僵硬，變得更容易活動。

接下來介紹的方法，不只是讓身體更容易活動，對於眼睛疲勞、無法順利前彎、背部僵硬、後仰困難、腰痛、肩膀僵硬及脖子僵硬等狀況，都具有改善的功效。

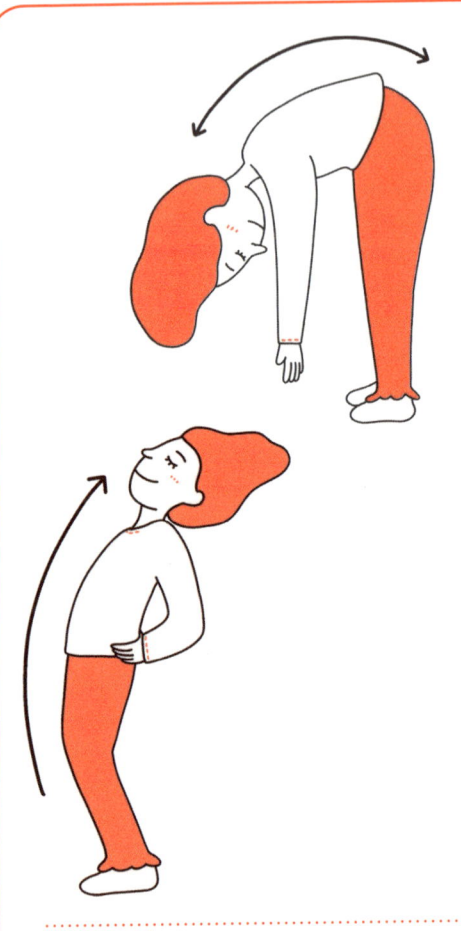

在進行眼球運動之前,請先試著向前彎與向後仰、單腳站立,並且記住此時身體的感覺

- ✿ 可以彎到什麼程度?
- ✿ 可以後仰到什麼程度?
- ✿ 會不會不舒服?

先確認目前的狀態

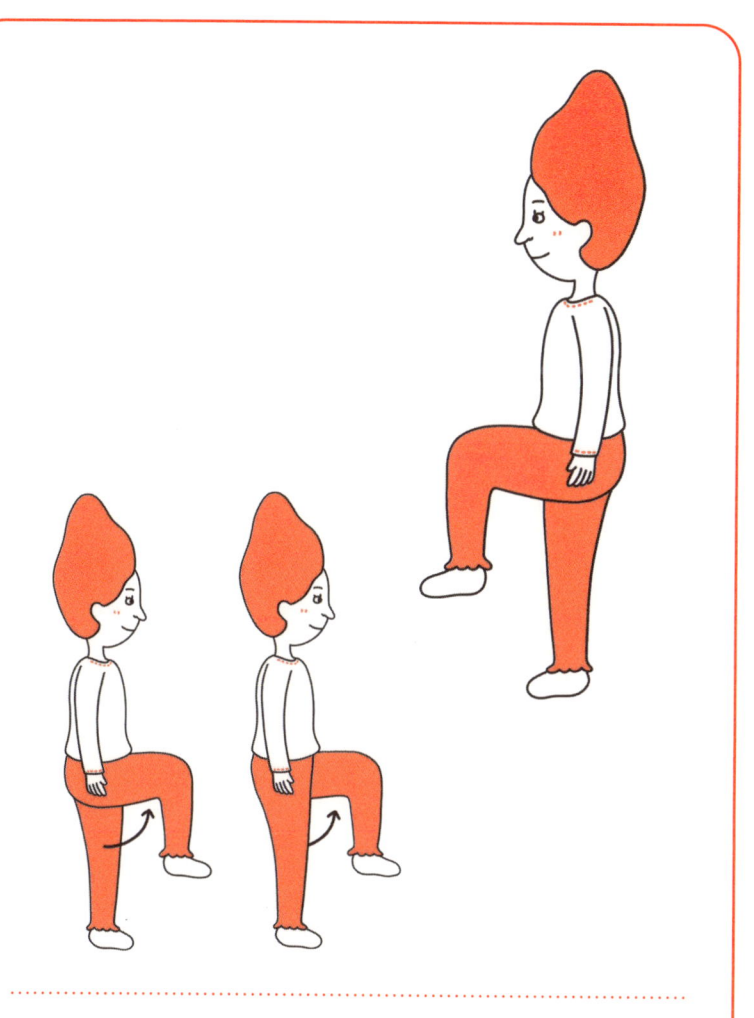

Part
1　從「腦神經」入手，消除身體多餘的「緊繃」

✿ 單腳站立時是否會晃動？
✿ 腿能否順利抬起來？

只要「動動眼睛」就可以！
身體的緊張與僵硬會自然放鬆！

1

將一隻手指立在眼前，選定手指尖的一個點，讓眼睛盯著那個點。接著，將手指靠近眼前、再慢慢拉遠，重複這個動作。

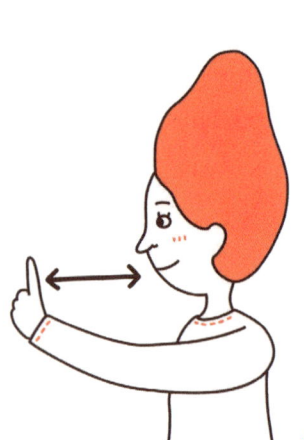

視線保持在同一個點！

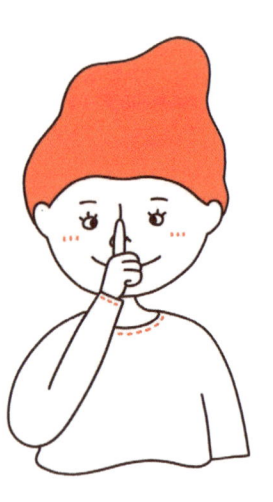

從側面看是這種感覺。

①～④重複 5～10 次之後，再次檢查前彎、後仰、單腳站立的變化，觀察身體是否變得比較輕鬆、好活動了！

Part 1　從「腦神經」入手，消除身體多餘的「緊繃」

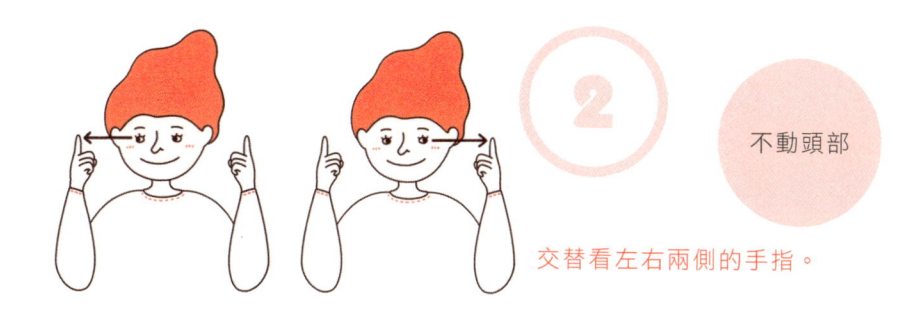

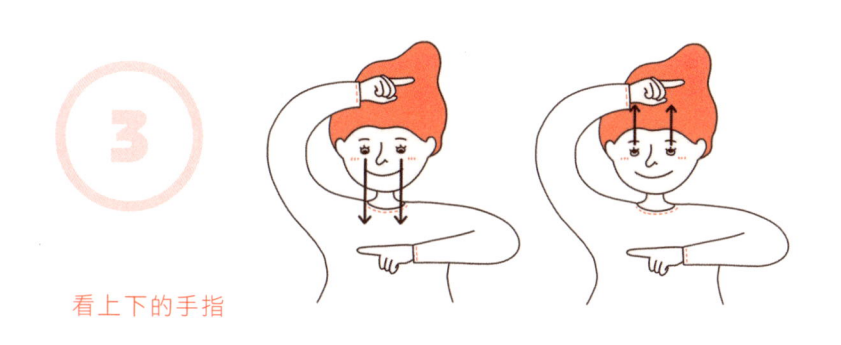

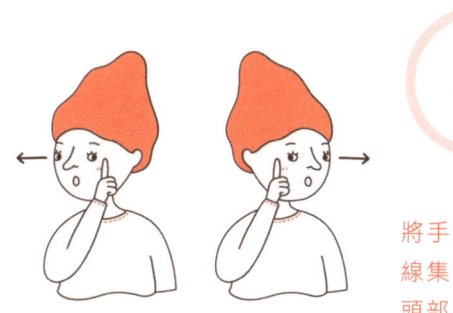

②

不動頭部

交替看左右兩側的手指。

③

看上下的手指

④

將手指立在眼前，選定指尖一點，視線集中在那個點上，然後往左右轉動頭部。此時手指本身不要移動。

擺動手臂消除疲勞

- 只需像鐘擺一樣晃動，就能促進血液循環
- 調整自律神經
- 重點是無腦地擺動

改善血流血壓
生理痛
疲勞
自律神經
三半規管
倦怠感
手腳冰冷
消除身體多餘的「緊繃」
腰痛
肩膀僵硬
頭痛

Part 1 從「腦神經」入手，消除身體多餘的「緊繃」

你可能會想：「光是甩手臂就不累了的話，我就不用這麼辛苦了吧……」但當你了解這個動作的效果後，肯定會想嘗試看看。

這次我想推薦的是有「動態冥想」之稱的「甩手操」。

甩手是中文，意思是「將手臂甩出去」，據說是氣功或太極拳的熱身運動。

只需將手臂像鐘擺一樣來回擺動，就能促進全身血液循環、調整自律神經，使血流與血壓恢復正常。

全身血液循環變好之後，還能**改善手腳冰冷、腰痛、肩頸痠痛、頭痛與經痛**等。

此外，**透過甩動手臂自然讓身體產生晃動，也能讓身體的緊繃感釋放，更容易消除疲勞。**

做法非常簡單。

總之請放隨意地揮動雙臂2～3分鐘，去感受手臂的重量。

① 略打開雙腳。

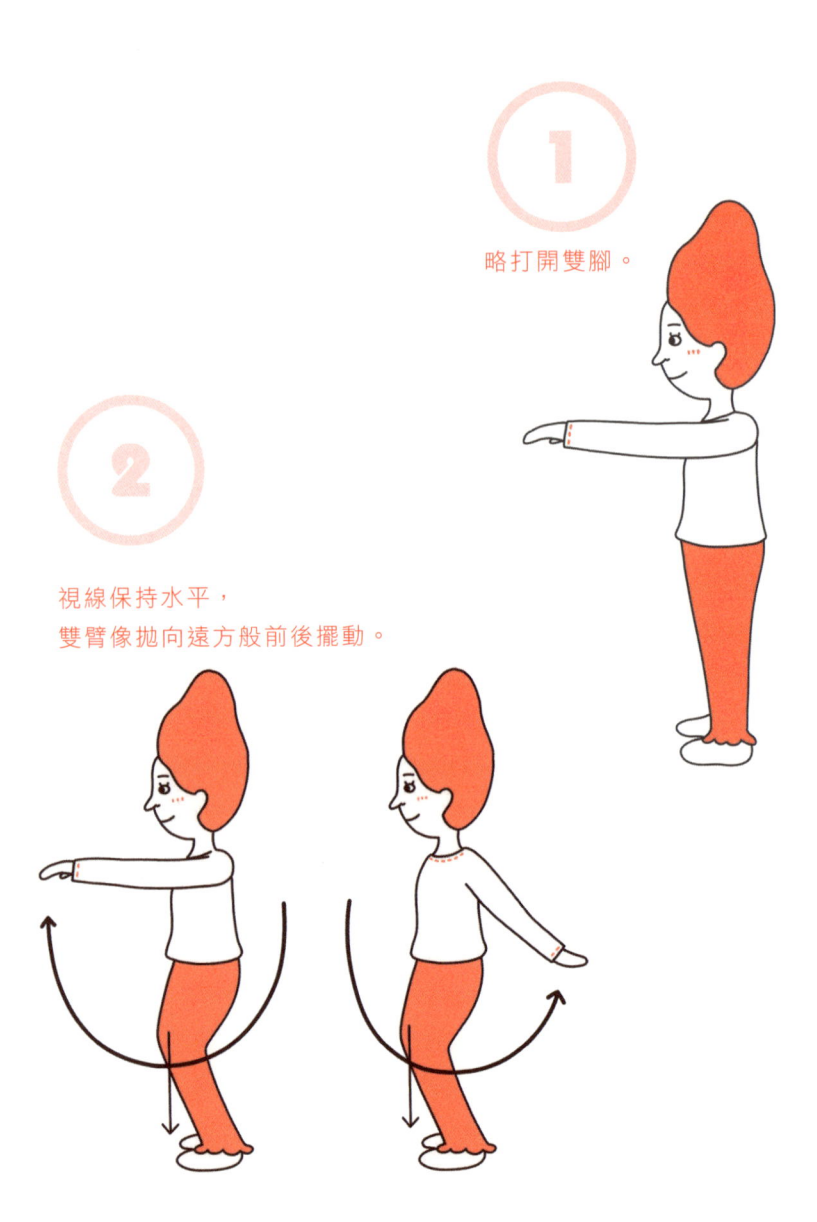

② 視線保持水平,
雙臂像拋向遠方般前後擺動。

Part 1 從「腦神經」入手，消除身體多餘的「緊繃」

只需像鐘擺一樣揮動手臂

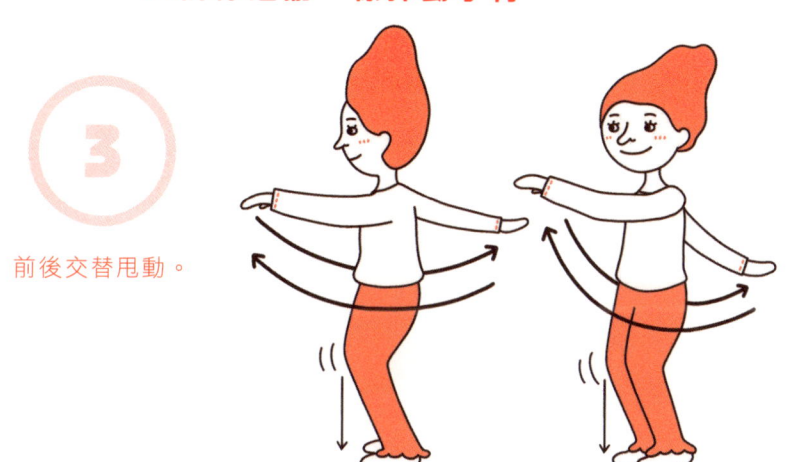

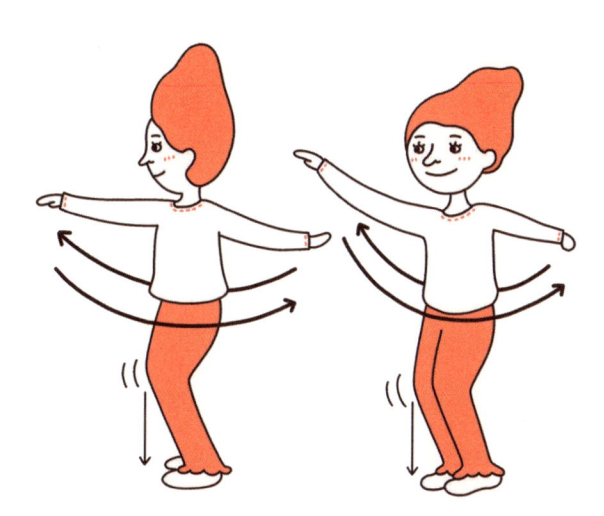

3

前後交替甩動。

4

不要刻意想著彎曲或伸直膝蓋，只需順著手臂擺動的節奏，讓身體自然跟著律動即可。

可以邊聽自己
喜歡的音樂，
輕鬆地進行
這個動作

⑤

旋轉時，想像自己像波浪鼓一樣，
以脊椎為軸心揮動手臂。

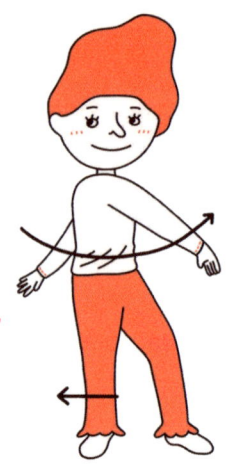

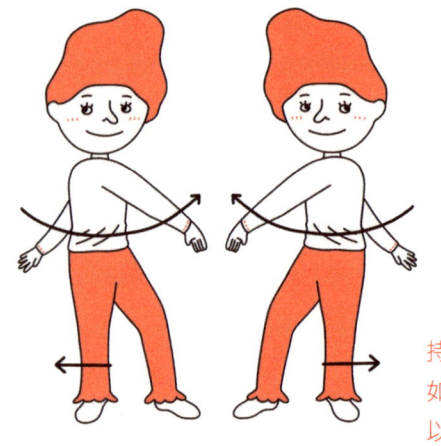

⑥

持續約5分鐘左右，
如果能感受到手臂的重量
以及放鬆的狀態，
那就OK！

結束後的檢查項目

・是否感覺身體變得輕盈？
・是否能感受到放鬆的感覺？

最後請回到最初的①前後擺臂動作。
回到最初的動作，才更能感受到剛開始和現在手臂重量的差異。

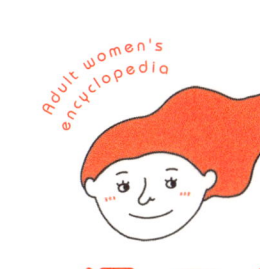

Part 1　從「腦神經」入手，消除身體多餘的「緊繃」

附加好處資訊

甩手動作還有這些效果！

甩手還有強化核心的效果。

大家一提到「強化核心」，是不是立刻會想到腹肌訓練呢？

一般而言，腹肌訓練大多是將腹部表層的肌肉訓練得僵硬結塊，如之前提到的，**這樣會讓身體內部的肌肉，也就是所謂的深層肌無法正常活動，反而會使核心肌群難以發揮作用。**

因此，**儘量不使用淺層肌肉，才能有效啟動深層肌群。**

透過甩手的動作揮動手臂，全身會隨之產生晃動，肩膀周圍、肋骨、腰部的「緊繃感」會隨之消失，淺層肌肉放鬆，深層肌就更容易啟動。如此一來，核心自

049

然而然地也會變得更穩固。

穩定核心的不只是肌肉。

耳朵深處有一個很重要的器官——三半規管，負責維持身體的平衡。

一旦這個器官退化，就會出現暈眩、暈車、平衡感失調等問題，進而導致姿勢崩壞。

就算鍛鍊肌肉，只要三半規管退化，核心依然難以穩定。

透過甩手讓手臂擺動，眼睛與頭部也會自然產生適度的活動，進而鍛鍊三半規管。

當三半規管運作順暢時，即使不做那種「把肚子繃緊」的腹肌訓練，核心也更容易達到穩定狀態。

Part 1 從「腦神經」入手，消除身體多餘的「緊繃」

三半規管穩定，核心就會穩定

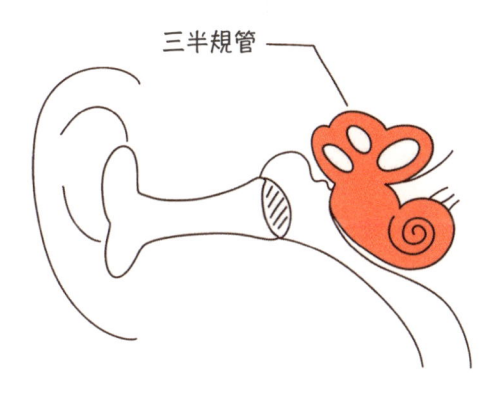

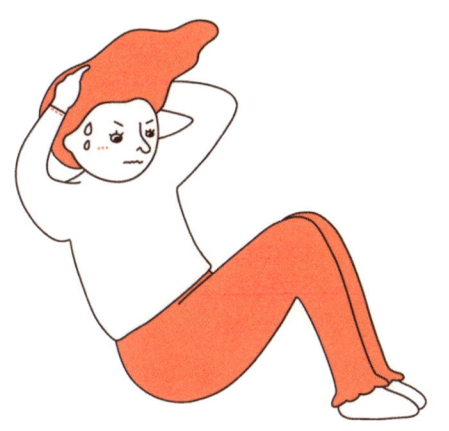

三半規管

只要三半規管運作良好，
不做繃緊腹部的腹肌運動也沒問題！

頸部僵硬 **活化大腦**

逐根活動手指，從大腦傳遞放鬆訊號至全身

- 手部是神經集中之處
- 刺激大腦最好的方法就是活動手指
- 透過喚醒手指的感覺，也能改善頸部活動

Part 1　從「腦神經」入手，消除身體多餘的「緊繃」

你知道嗎？在大腦的感覺皮層與運動皮層中，手指的占比最大。

「手指平時就常常在動啊，應該很簡單吧？」

可能會有人這麼想，但實際上手指要一根一根分開動，其實比想像中困難。

手是由許多細小的骨頭構成，是骨頭數量最多的部位之一。

骨頭多，代表關節多，也就是說神經分布非常密集。

換言之，想要刺激大腦，活動手指是非常有效的方法。

而且，控制手指的神經來自頸部，因此喚醒手指的感受，也能改善頸部的活動。

首先，請把手放在桌子或書桌等平坦的表面，試著讓手指一根一根畫圓般地動起來。

如果有哪一根手指活動度較差，可以觸摸那根手指，透過輸入觸覺，有可能會變得更靈活。

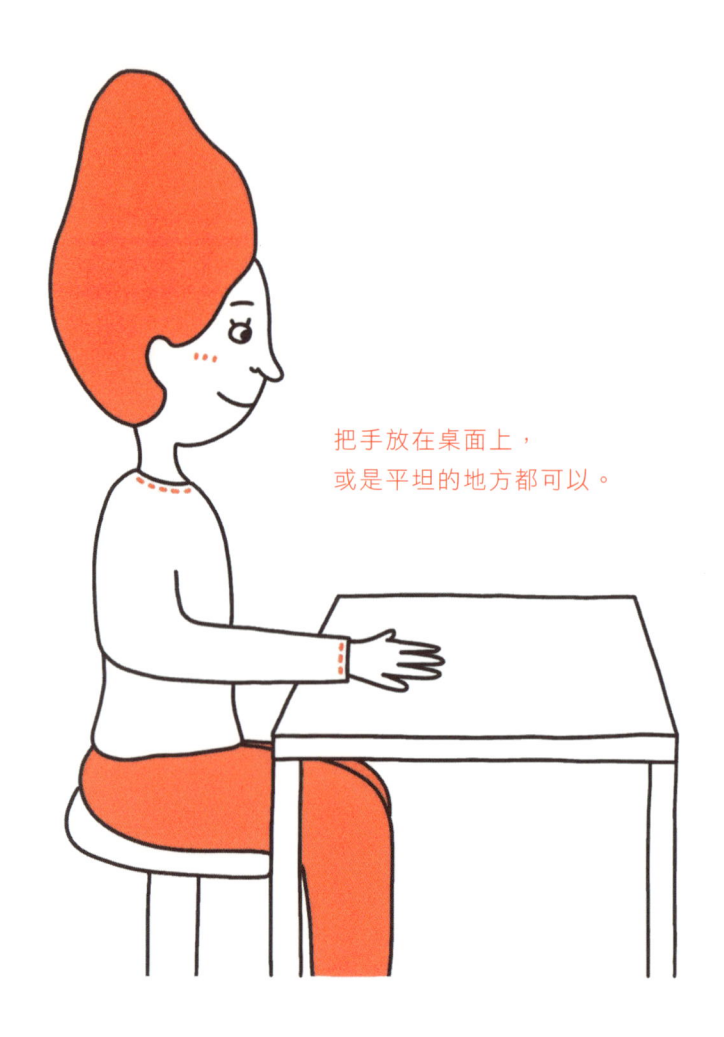

把手放在桌面上，
或是平坦的地方都可以。

Part 1 從「腦神經」入手,消除身體多餘的「緊繃」

透過旋轉手指,也能改善頸部活動度!

1

讓手指一根一根像畫圓一樣活動。

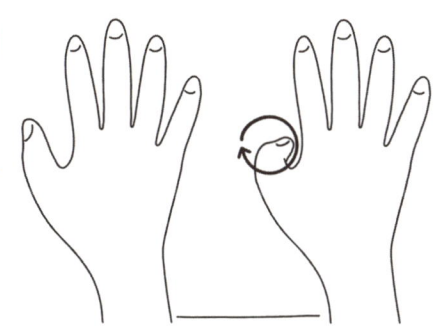

2

無名指可能因為平時使用頻率低會比較難動,但只要持續練習,就能活化大腦!

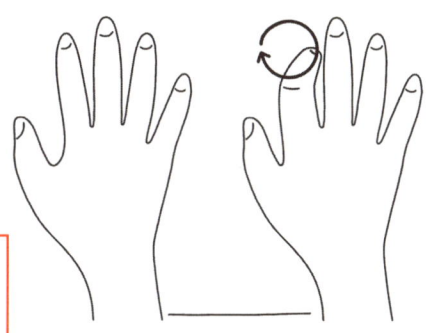

躺下輕鬆地滾動，立即鬆開緊繃肌肉

頸部僵硬　頭暈　背部緊繃　三半規管

- 只要「翻滾」，就能提升身體機能
- 讓身體接觸地板，就等於一次撫摸肩膀、腰部、背部與臀部
- 也有助於改善暈眩與暈車

Part 1 從「腦神經」入手，消除身體多餘的「緊繃」

小時候我們常做前滾翻，但長大以後，反而變得不會翻滾了對吧？

你可能會想：「光是翻滾或翻身，有什麼好處可言？」

但其實**「翻滾」這個動作中，包含了許多能提升身體機能的重要元素。**

第一，翻滾的過程中，背部、肩膀、腰部、臀部等會同時接觸到地板。這會將感覺輸入大腦，並建立身體地圖。

也就是說，就像是你同時撫摸了肩膀、腰部、背部、臀部，大腦會正確感知這些部位。光是這樣，緊繃的背部就會開始放鬆。

第二，翻滾會讓頭部的位置大幅移動，這能夠訓練三半規管。**三半規管退化會導致脖子僵硬、暈眩、暈車、平衡感不良等問題，翻滾可以改善這些問題。**

小時候玩前滾翻，正是孩子們透過遊戲在鍛鍊三半規管。如果你有脖子僵硬、容易失去平衡、或是背部老是緊繃的困擾，請務必試著做些翻滾或翻身的動作。

翻滾時如果眼球也一起移動，將能讓全身獲得更深層的放鬆。

057

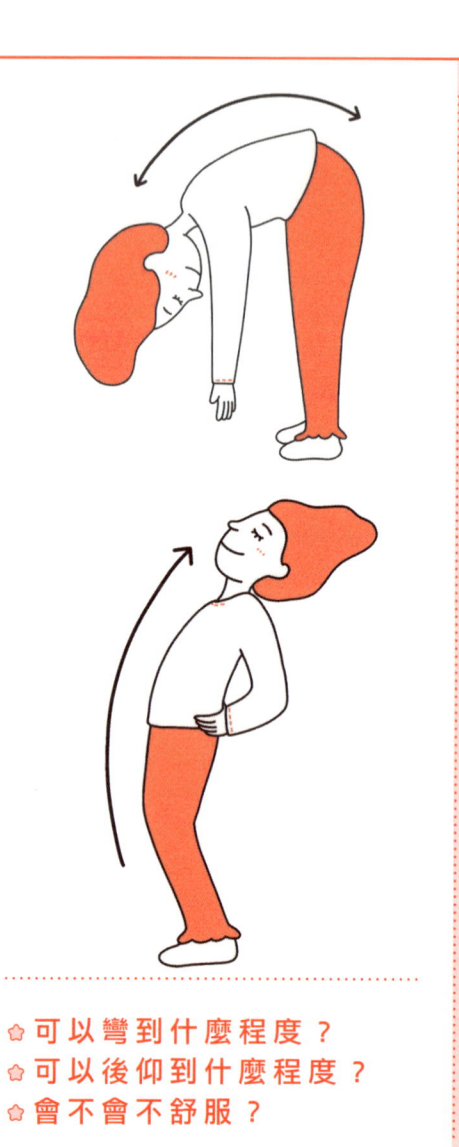

翻滾前後的身體柔軟度檢測（前彎、後仰）

☆ 可以彎到什麼程度？
☆ 可以後仰到什麼程度？
☆ 會不會不舒服？

先確認目前的狀態

Part 1 / 從「腦神經」入手，消除身體多餘的「緊繃」

不用勉強，輕鬆翻滾即可！

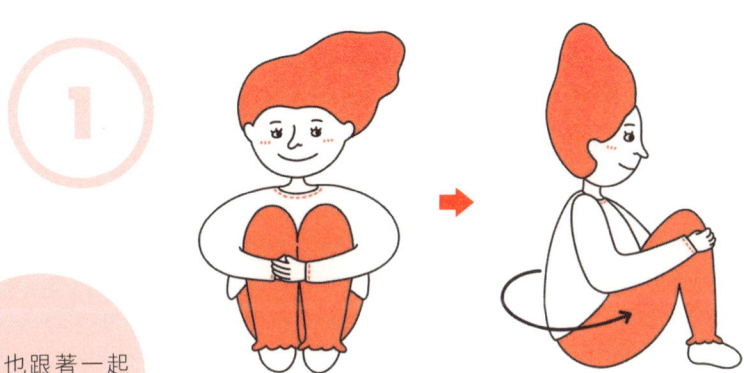

1

眼球也跟著一起動，效果更好！

抱住雙膝，向側邊翻滾。

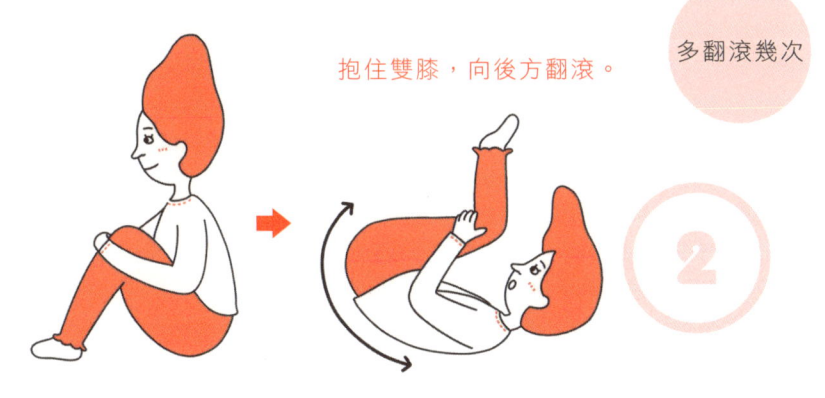

抱住雙膝，向後方翻滾。

多翻滾幾次

2

結束之後，請再次嘗試前彎、後仰，感受身體是否有變化。

8字體操 改善日常動作的流暢度 ①

- 手會將各種資訊傳遞給大腦
- 改善小腦的運作，讓全身動作更順暢
- 複雜的動作比直線活動更有效

駝背　烏龜頸　背部緊繃　姿勢歪斜　活化大腦　頸部僵硬

Part 1 從「腦神經」入手，消除身體多餘的「緊繃」

前文提過，手部資訊在大腦中所占的比例非常高，人類透過手接收大量資訊。

手是末梢神經的一部分，會將各種訊號傳遞到大腦。

此外，大腦中位於耳朵後方的區域是小腦，小腦又被稱為運動腦，這是主管運動、修正動作誤差的中樞。

因此，當 小腦的功能變差時，容易出現駝背、烏龜頸、肩膀前傾等體態歪斜的 情形。

有一個簡單的方法可以促進小腦的運作。

那就是活動手部。

而且，不是簡單的直線動作，而是複雜的動作才有效果。

舉例來說，像是畫「8」字的複雜動作，就非常有助於活化大腦。

因此，手的動作並沒有「正確」或「錯誤」的標準。

請儘量使用手腕與肩關節，試著做出日常生活中不常使用的曲線動作吧。

061

8字體操（手腕）

> 50、60歲的女性，常見的困擾就是手部與手臂的不適。
> 其實，手腕的僵硬會對全身帶來各種影響。
> 就像手指一樣，讓手腕也能靈活活動的話，不僅是手部與手臂，對全身的動作也能產生正面影響。

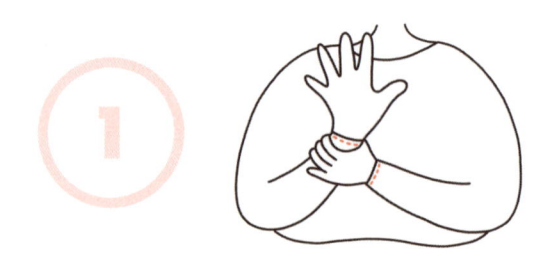

1

手掌朝向正前方，往小拇指方向旋轉。

> **Part 1** 從「腦神經」入手，消除身體多餘的「緊繃」

不只手部和手臂，還能改善全身的動作流暢度

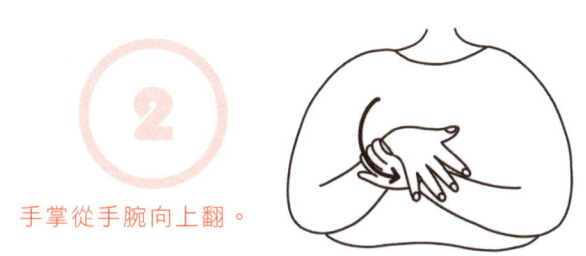

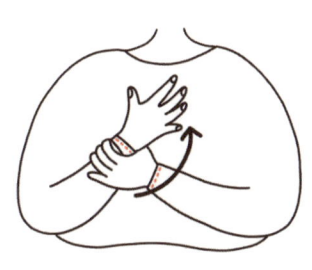

② 手掌從手腕向上翻。

③ 手掌從小指方向旋轉。

④ 手掌從手腕向上翻。

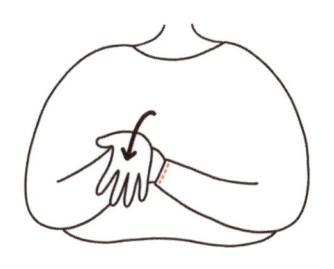

> 這樣的動作重複連續進行時，就會形成8字形的軌跡。動作要緩慢地、大幅度地進行，搭配手指的運動會更有效！

肩胛骨　肩部僵硬　活化大腦

8字體操
改善日常動作的流暢度②

- 放鬆肩膀、肩胛骨周圍，喚醒肩關節的深層肌肉
- 增強肩關節的穩定性
- 刺激肩關節，有助預防肩膀問題

> Part 1　從「腦神經」入手，消除身體多餘的「緊繃」

圍繞肩膀周圍的深層肌稱為「旋轉肌（Rotator Cuff）」。

雖然這個詞不太常聽到，但**旋轉肌在支撐肩關節的各種動作、提升肩關節的穩定性方面，扮演著非常重要的角色。**

因為有旋轉肌的充分運作，從事像是棒球等運動時，三角肌、斜方肌等淺層肌群才能夠大膽地活動，不至於讓肩膀與手臂脫節。

有意識地啟動旋轉群，也有助於預防各種肩膀的問題。

8字體操（雙臂）

將雙手保持伸直的狀態，畫出8字形的軌跡。
這時要注意，肩膀不能聳起。左右手交叉互換，並做出相反方向的動作，每邊各10次。

儘可能畫出大範圍的8字形，能夠促進肩胛骨的活動，對改善肩頸僵硬特別有效。
這也是8字形的動作，因此對大腦也能產生刺激！
此外，不只是對肩頸僵硬有幫助，對背部的「背闊肌」也有效果！由於背闊肌連接到手臂的內側，雙臂一定要徹底活動！

剛開始可能會覺得只有手臂很累，但隨著次數增加，背部也會漸漸放鬆下來。
透過雙臂的運動，身體會微微搖動，進而連帶讓髖關節也開始放鬆！

Part 1 / 從「腦神經」入手，消除身體多餘的「緊繃」

舒緩肩頸僵硬！

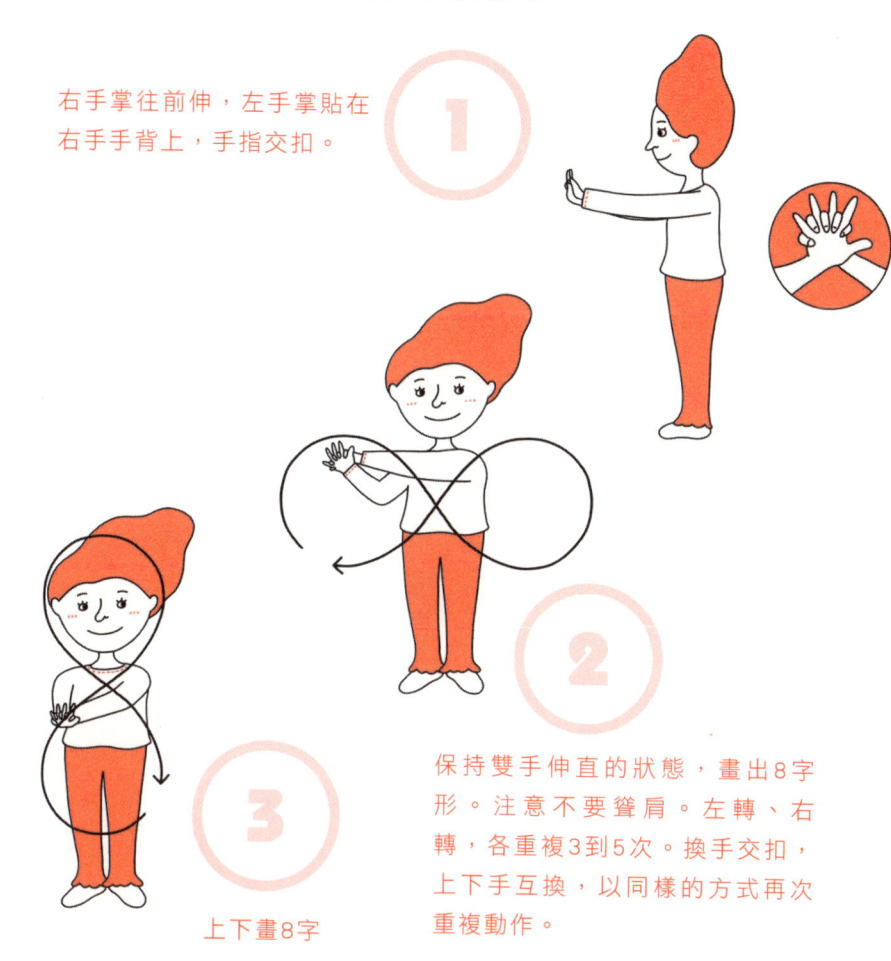

右手掌往前伸，左手掌貼在右手手背上，手指交扣。

保持雙手伸直的狀態，畫出8字形。注意不要聳肩。左轉、右轉，各重複3到5次。換手交扣，上下手互換，以同樣的方式再次重複動作。

上下畫8字

隨著次數增加，你會感受到身體慢慢地放鬆下來。

part 2

Adult women's encyclopedia

活動肋骨，
提升呼吸能力，
全身輕鬆無負擔

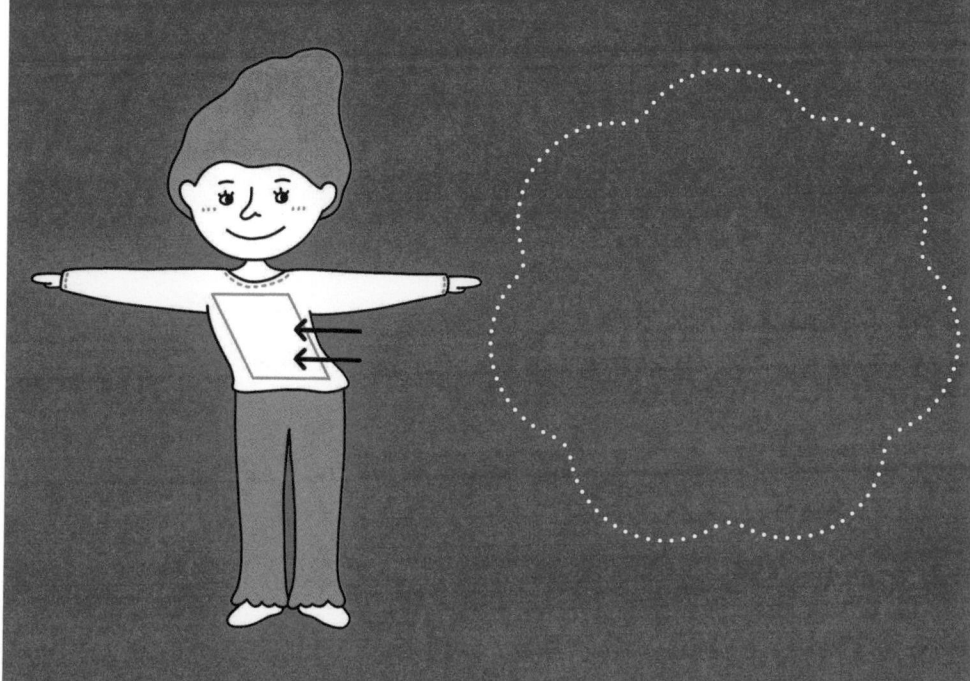

深呼吸對身體很重要，但什麼是「正確的呼吸」？其實很多人並不清楚。

正確的呼吸，關鍵在於「骨頭」！

別擔心，這裡要教各位的不是那種會喀啦喀啦響的運動方式，而是能夠自然調整自律神經的身體使用法。

學會用背部呼吸，身體自然不再緊繃

呼吸　自律神經　放鬆　提升睡眠品質（助眠效果）

- 能夠深呼吸，就能解除不必要的緊繃，讓身體放鬆
- 放鬆脊椎周圍，有助於深呼吸
- 想像將空氣吸進背部即可

Part 2 活動肋骨，提升呼吸能力，全身輕鬆無負擔

我們都知道，深呼吸對身體很重要，但實際上，應該很多人搞不清楚「為什麼重要」以及「怎麼樣才算是正確的呼吸」吧？

在我開始學習身體相關知識之前，根本完全沒注意過呼吸這件事。

深呼吸到底有什麼好處呢？

其實好處非常多，但最有感的效果，應該是心情會變得平靜吧。

這是因為當我們的**自律神經被調整好，不必要的緊張感消除後，身體的「緊繃」也自然會鬆開。**

也就是說，就是副交感神經開始占上風了。

自律神經是從脊椎周圍發散出去的，所以如果背部肌肉過於緊繃，自律神經的運作也會受到影響。要做到深呼吸，放鬆脊椎周圍很重要。

一旦背部放鬆，就能夠產生「空氣灌入背部」的感覺，像是從背部呼吸一樣，這樣的呼吸法也會幫助提升睡眠品質。

接下來，我會介紹幾個能夠放鬆僵硬背部、幫助身體進入放鬆狀態的呼吸法。

仰躺或坐著，
以平常的方式呼吸

先確認目前的狀態 ✓

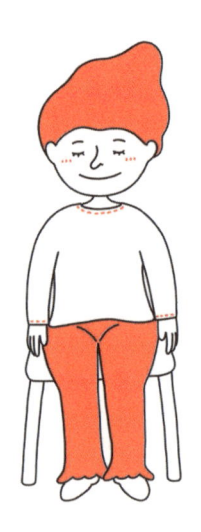

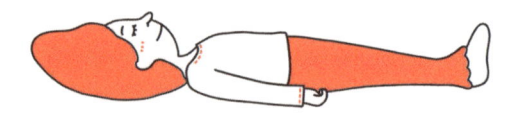

✿ 吸氣時，肩膀有聳起嗎？
✿ 呼吸是否覺得困難？

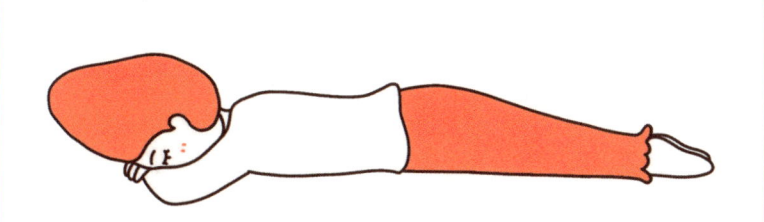

> Part 2　活動肋骨，提升呼吸能力，全身輕鬆無負擔

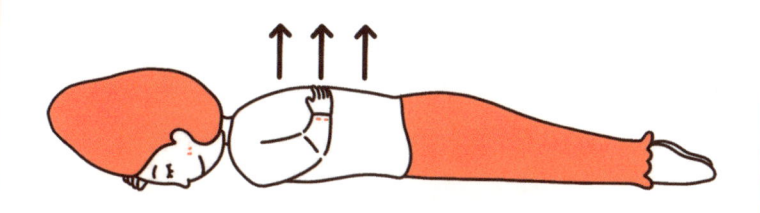

請用手感受一下背部或腰部周圍是否會隨著呼吸而鼓起。

透過趴著呼吸，練習刻意「將空氣儲存在背部」。剛開始可能會覺得有些困難，但只要花點時間慢慢練習，就能逐漸掌握背部呼吸的感覺。

呼吸　駝背

活動肋骨，呼吸模式與體態就能同步改善

- 沒有把意識帶到肋骨就會容易僵硬
- 肋骨在吸氣時會上升，吐氣時會下降
- 肺無法自己膨脹收縮

Part 2 活動肋骨，提升呼吸能力，全身輕鬆無負擔

話說回來，你知道人的一天大約會呼吸幾次嗎？

雖然每個人略有差異，但大約是兩萬至兩萬五千次。

在這兩萬多次的呼吸當中，非常關鍵的就是「肋骨的可動區域」。

是不是有人會想：「咦？肋骨會動嗎？」

現在請將手放在肋骨上，試著呼吸幾次。肋骨在吸氣時會上升，吐氣時會下降。

如果描述得再更具體一點，吸氣時，肋骨會向前後左右擴張；**吐氣時，肋骨則會向中央收縮。如果你有這樣的動作變化，就代表你已經在「正確深呼吸」**。你覺得如何？

肋骨有確實活動嗎？

肋骨前側連接著胸骨，後側則與脊椎相連。當你從胸口把肋骨向上提時，整個

075

胸廓就像籠子一樣被提起來。

也就是說，當肋骨的動作能夠帶動脊椎延展，整個胸廓被自然地提起時，駝背的姿勢自然而然就隨之改善。

雖然呼吸是肺部的工作，但其實肺本身無法主動膨脹或收縮，它是透過橫膈膜上下移動，以及肋骨向前後左右擴張的動作，來讓肺部膨脹收縮。

如果肋骨變得僵硬，肺部就會比較難以膨脹，呼吸也會變淺。

接下來我會介紹幾個讓容易僵硬的肋骨、以及肋骨周圍，能夠更順暢活動的體操。

076

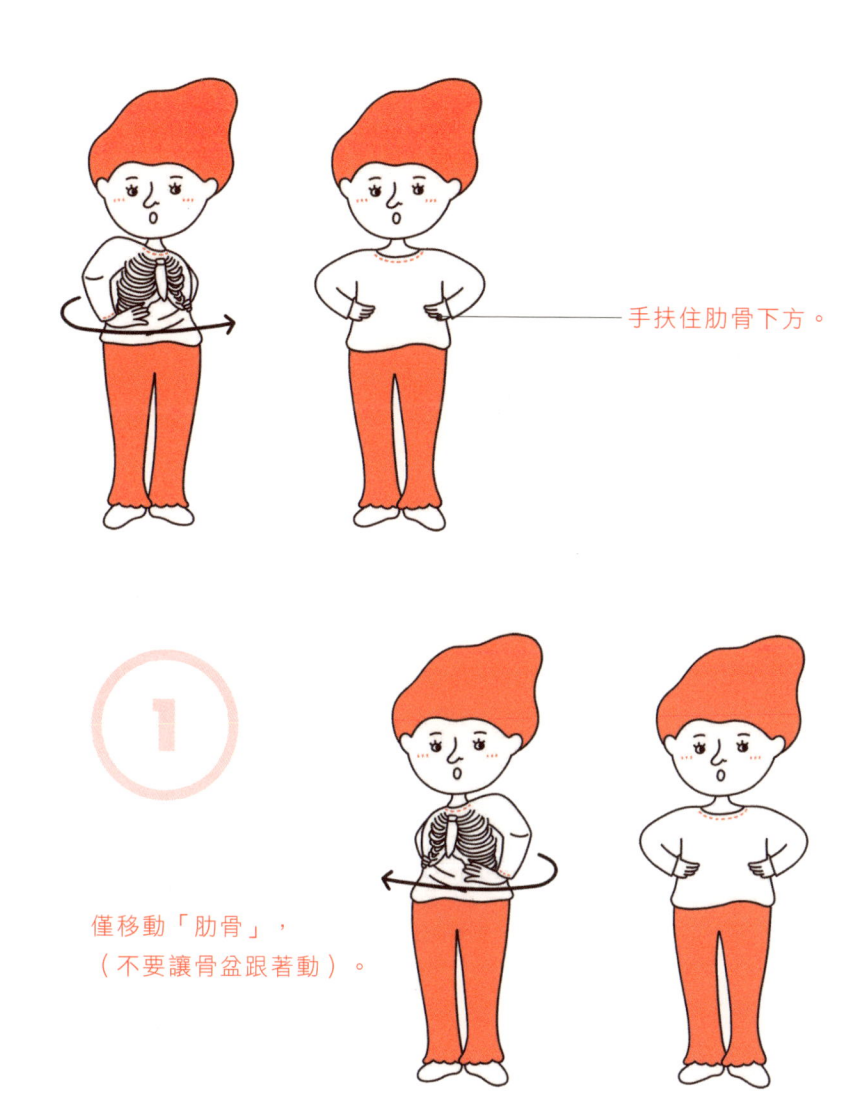

Part 2

活動肋骨，提升呼吸能力，全身輕鬆無負擔

手扶住肋骨下方。

①

僅移動「肋骨」，
（不要讓骨盆跟著動）。

②

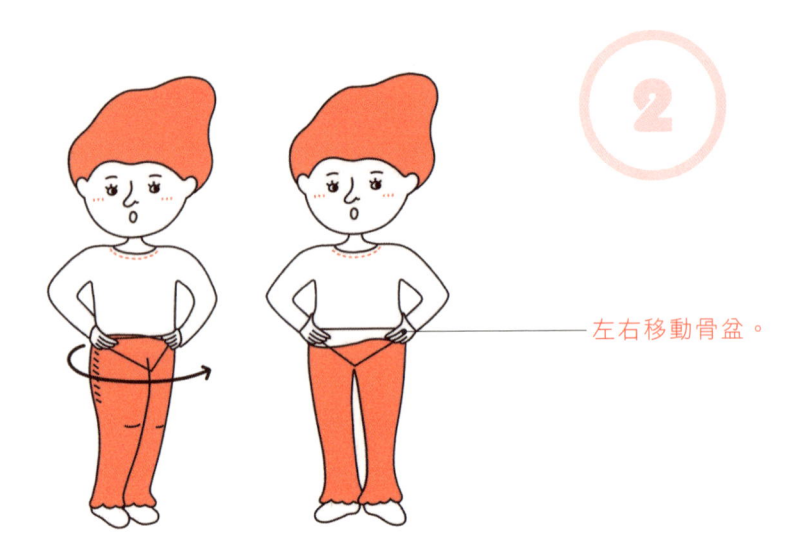

左右移動骨盆。

僅移動「骨盆」，
（不要讓肋骨跟著動）。

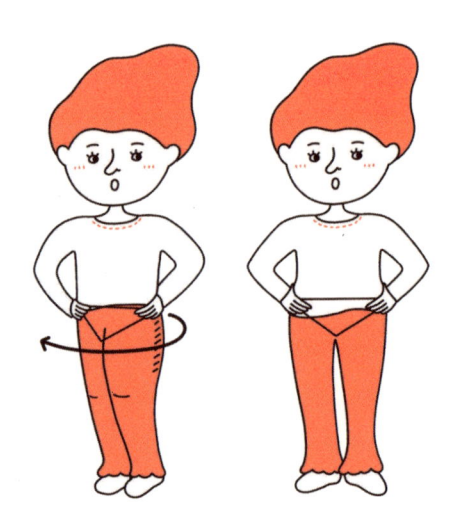

Part 2　活動肋骨,提升呼吸能力,全身輕鬆無負擔

3

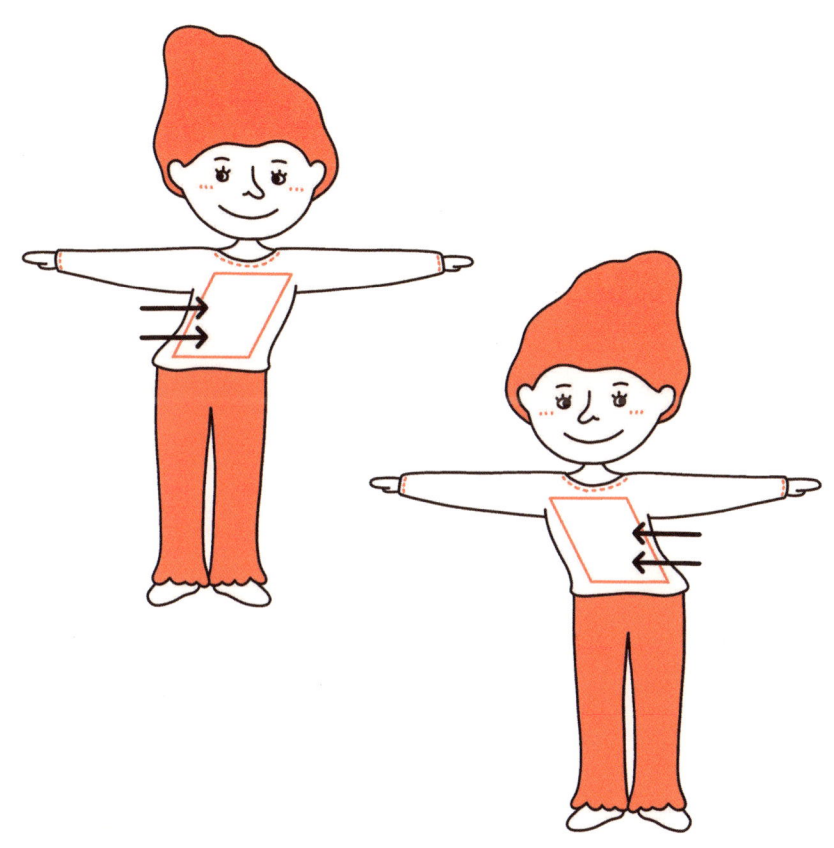

雙手水平展開,頭保持垂直,
(從一側指尖到另一側指尖維持在水平線上)
讓軀幹保持菱形移動。

這個動作剛開始會不太習慣,但只要能夠讓肋骨活動起來,呼吸會隨之改變,姿勢也會有所改善。

只要放鬆橫膈膜，自律神經就能恢復穩定

呼吸　壓力　自律神經

- 橫膈膜的活動度差，會導致呼吸變淺
- 橫膈膜匯集大量自律神經
- 若能順利吐氣，就能進入放鬆狀態

Part 2　活動肋骨，提升呼吸能力，全身輕鬆無負擔

前文提到肋骨的動作會影響呼吸，但說到呼吸最重要的構造，其實是橫膈膜。

你知道橫膈膜在哪裡嗎？橫膈膜是位於肺部下方的薄片狀圓頂形肌肉。**吸氣時，橫膈膜收縮，像屋頂一樣的圓頂會往下沉；吐氣時，橫膈膜放鬆，屋頂就會再度上升。**

只要這樣的動作能正常進行，就可以正確的呼吸。不過，如果橫膈膜活動不良，呼吸會變得短淺。導致橫膈膜活動不良的原因，包括身體長期處於緊繃狀態、壓力過大、姿勢不良，譬如駝背等。

此外，肋骨僵硬且長期張開，也會影響橫膈膜的運作。

而橫膈膜和其他肌肉一樣，如果不常使用，就會變得僵硬、不容易伸縮。

橫膈膜中其實有很密集的自律神經，透過橫膈膜的活動，能夠啟動**副交感神經的開關。特別是當我們有意識地慢慢吐氣時，橫膈膜會被充分延展變得柔軟，同時自律神經也會得到調整。**

現代的壓力社會，交感神經往往過度活躍。

若能平時就注意橫膈膜的運作，呼吸時刻意注意吐氣，光是這樣就能帶來調整身體的效果。

① 吸氣時，橫膈膜會下降。

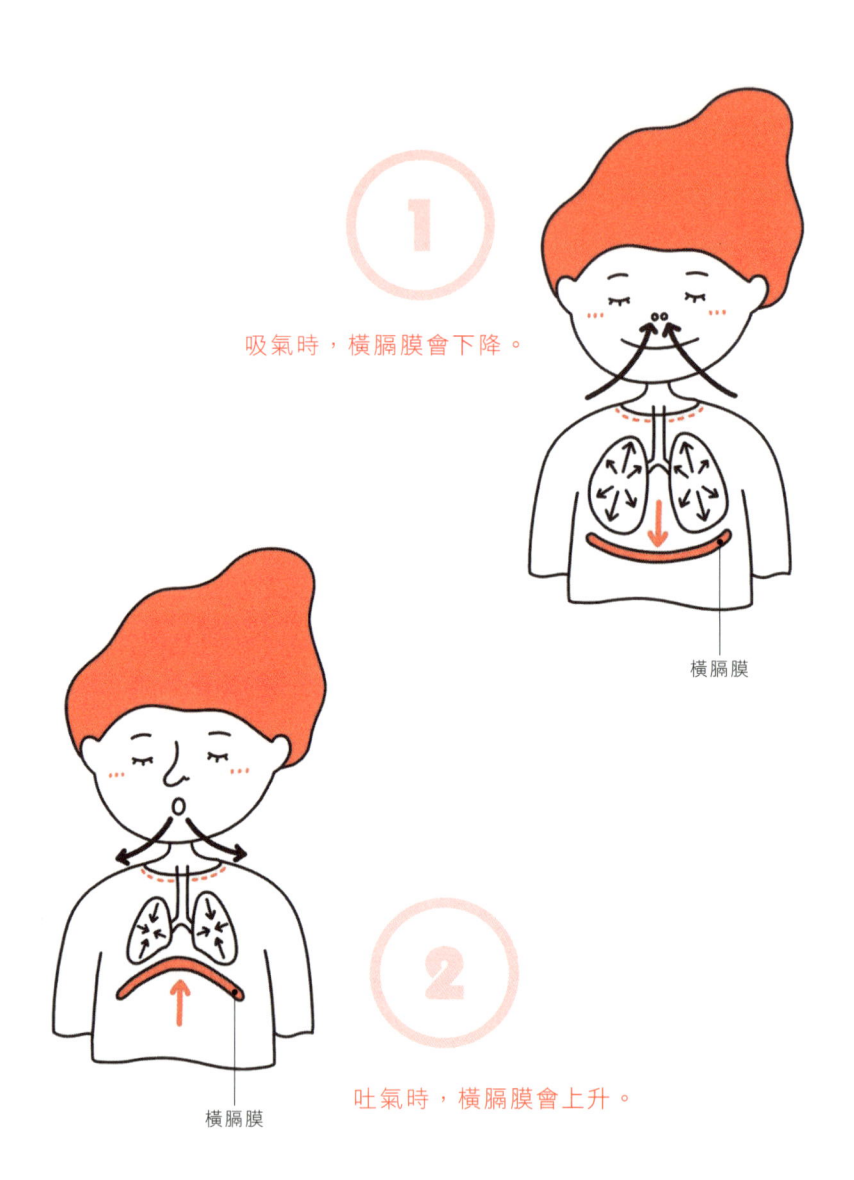

橫膈膜

② 吐氣時，橫膈膜會上升。

橫膈膜

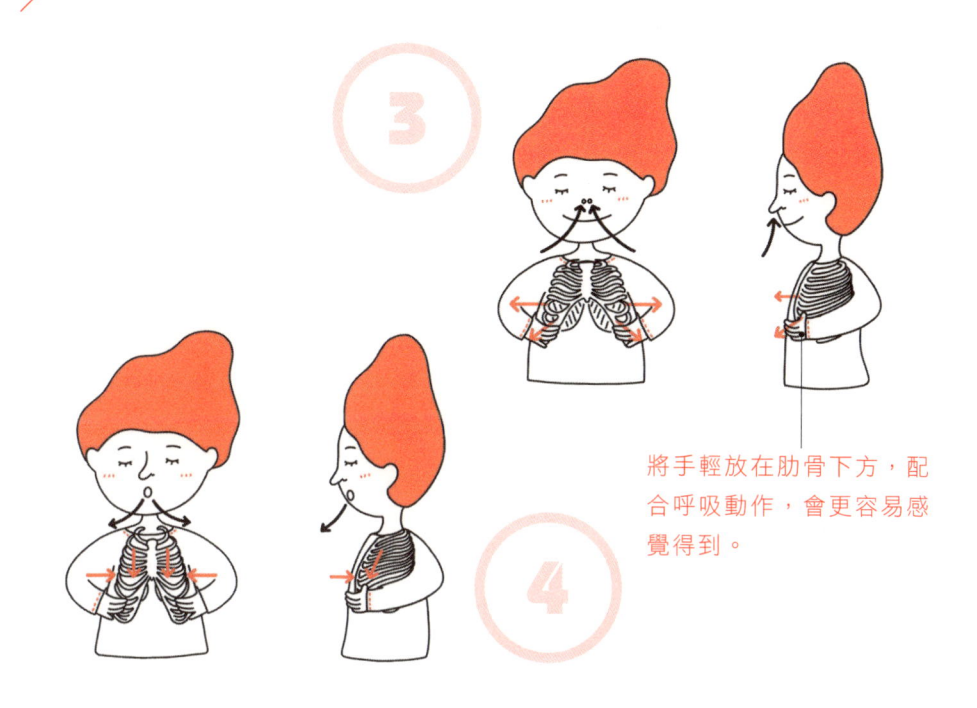

Part 2 活動肋骨，提升呼吸能力，全身輕鬆無負擔

將手輕放在肋骨下方，配合呼吸動作，會更容易感覺得到。

你可能會想：「橫膈膜要怎麼變柔軟啊？」
其實橫膈膜也是肌肉。跟身體其他部位的肌肉一樣，不常動就會變得僵硬。
順帶一提，橫膈膜在呼吸時的動作是：
吸氣（吸入空氣）時⋯⋯橫膈膜會往下移動，肌肉收縮。
吐氣（吐出空氣）時⋯⋯橫膈膜會往上升起，肌肉放鬆。

首先請在腦中想像，橫膈膜上下移動的樣子，並配合這個意象來呼吸。將雙手放在肋骨下方，吸氣時，肋骨會向前後左右擴張；吐氣時，則讓肋骨往下沉、往中央收緊。只要這樣練習，就能幫助橫膈膜順利上下移動，進而變得柔軟有彈性。

> 專欄

有科學實證的「體芯力體操」

世上雖然充斥著各種運動方法，但當中真正有科學根據的訓練，其實並不多。

「體芯力體操」是一項具有科學根據的訓練方法。

這項運動是由前日本田徑聯盟科學委員長、東京大學名譽教授小林寬道老師所研究，透過活化體芯（腰大肌）來提升「動作能力」及「身體機能」，已經證實確實有效。

進一步說明，小林老師透過他所設計的「認知動作型訓練機器」來進行實驗並驗證成效。

（《回春健走法》，小林寬道著，寶島社出版）

【受試者】：年齡介於40～80歲的男女共141人

【訓練頻率與期間】：每週2次，持續3個月

這台機器可有效鍛鍊腰大肌,根據訓練結果,小林老師以數據證實:肌力提升約35%,提腿的肌力提升約40%。此外,步行速度、步幅與耐力等皆有所提升。

也就是說,==體芯力體操透過增強肌力,在短時間內就能帶來身體機能的顯著提升,這一點已被科學證明。==

不僅是體能提升,小林老師的實驗也提供科學證明,體芯力體操的動作內容還能活化大腦。

譬如說,與平常步行時的腦部活動相比,進行體芯相關動作時,大腦的含氧量與血流量皆顯著增加。

雖然運動本來就被認為對大腦有益,但真正重要的並非有運動就好,而是「動到哪裡」才是關鍵。

085

part 3

Adult women's encyclopedia

學會「扭轉」技巧，
肌肉變得柔軟，
動作更流暢

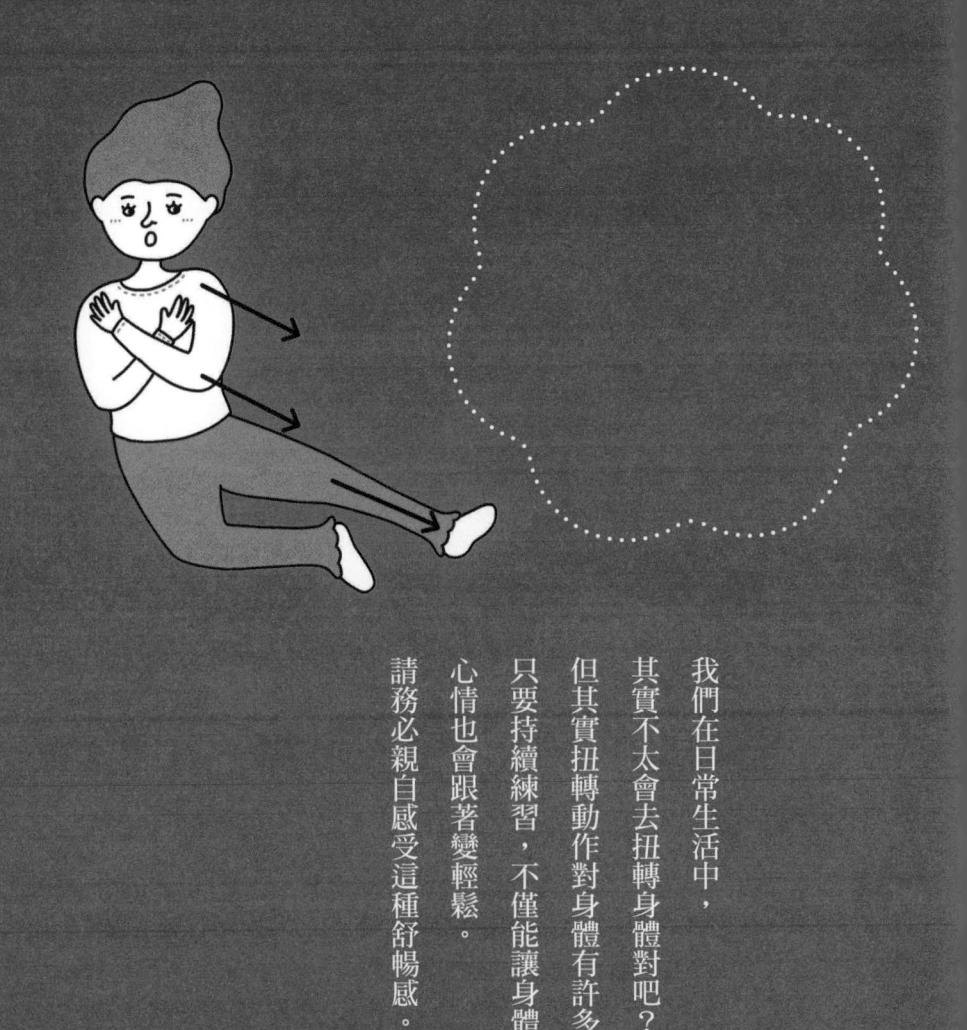

我們在日常生活中，
其實不太會去扭轉身體對吧？
但其實扭轉動作對身體有許多正面影響。
只要持續練習，不僅能讓身體變得更靈活，
心情也會跟著變輕鬆。
請務必親自感受這種舒暢感。

脊椎變柔軟，
從此告別「疲勞」和「腰痛」！

疲勞　倦怠感　自律神經　腰痛

- 椎骨是支撐身體動作與平衡的重要骨骼
- 脊椎具有吸收走路時衝擊的功能
- 如果脊椎僵硬，不僅會讓自律神經混亂，連呼吸也會變淺

Part 3 學會「扭轉」技巧，肌肉變得柔軟，動作更流暢

眾所周知，人類是脊椎動物。

我們的脊椎並不是一整塊硬骨，而是由多個小小的「椎骨」所組成，每一節椎骨互相連動，才能讓我們做出各種動作，也是支撐身體動作與平衡的重要骨骼。

那麼，脊椎究竟有什麼功能呢？

● 支撐身體
● 讓身體能夠活動
● 保護神經

這三項就是脊椎的重要功能。

從正面看，脊椎似乎是筆直的，但從側面看，會發現它其實呈現緩和的曲線。

這條曲線非常重要，能讓我們在站立或坐著時承受上半身的重量，也能讓身體向前、後、左、右彎曲與伸展。

此外，**在走路產生的上下震動中，這條曲線能吸收衝擊，避免對大腦造成直接影響。**

換句話說，除了支撐、活動、保護神經之外，脊椎還有「吸收衝擊」的重要功能。

但這項功能必須建立在脊椎具有柔軟性的前提下才能運作。

相反地，若脊椎僵硬，自律神經就容易失調，呼吸也會變得淺而急促。

如前面提過的，當呼吸變淺，**交感神經就會占上風，導致身體處於緊張狀態，容易疲累、腰部負擔也會增加。**

背部與腰部對大腦來說，其實是最難察覺的位置，因此腦中所形成的身體地圖（Body Map）容易模糊不清，也就更容易僵硬。

為了補足這部分的刺激，讓背部變得柔軟是最簡單且有效的方法。其中，「扭轉身體」就很有效。

接下來，我將介紹幾項運動，幫助你維持脊椎的柔軟性與靈活度。

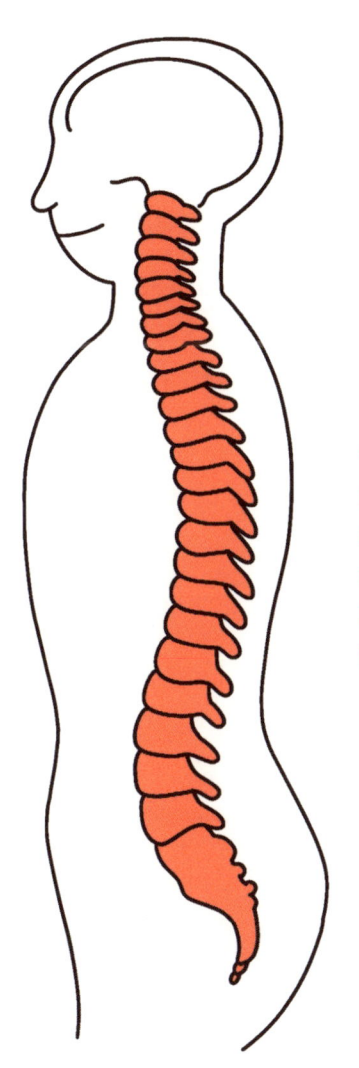

Part 3 學會「扭轉」技巧,肌肉變得柔軟,動作更流暢

脊椎有以下幾項功能:
① 支撐身體
② 活動身體
③ 保護神經
除此之外,還具有「吸收身體所受到的衝擊」的功能。

旋轉運動①
（仰躺時只用腿部旋轉）

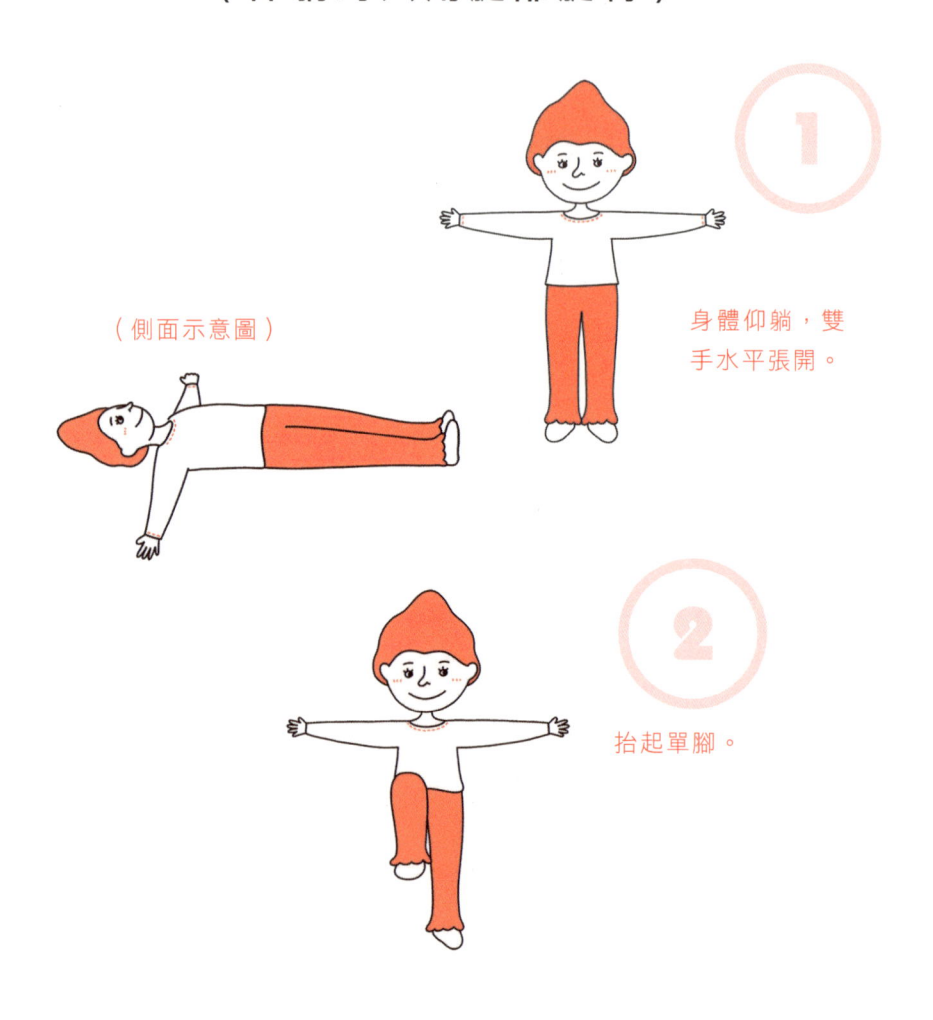

1. 身體仰躺，雙手水平張開。

（側面示意圖）

2. 抬起單腳。

Part 3　學會「扭轉」技巧，肌肉變得柔軟，動作更流暢

讓背部變柔軟，遠離腰痛

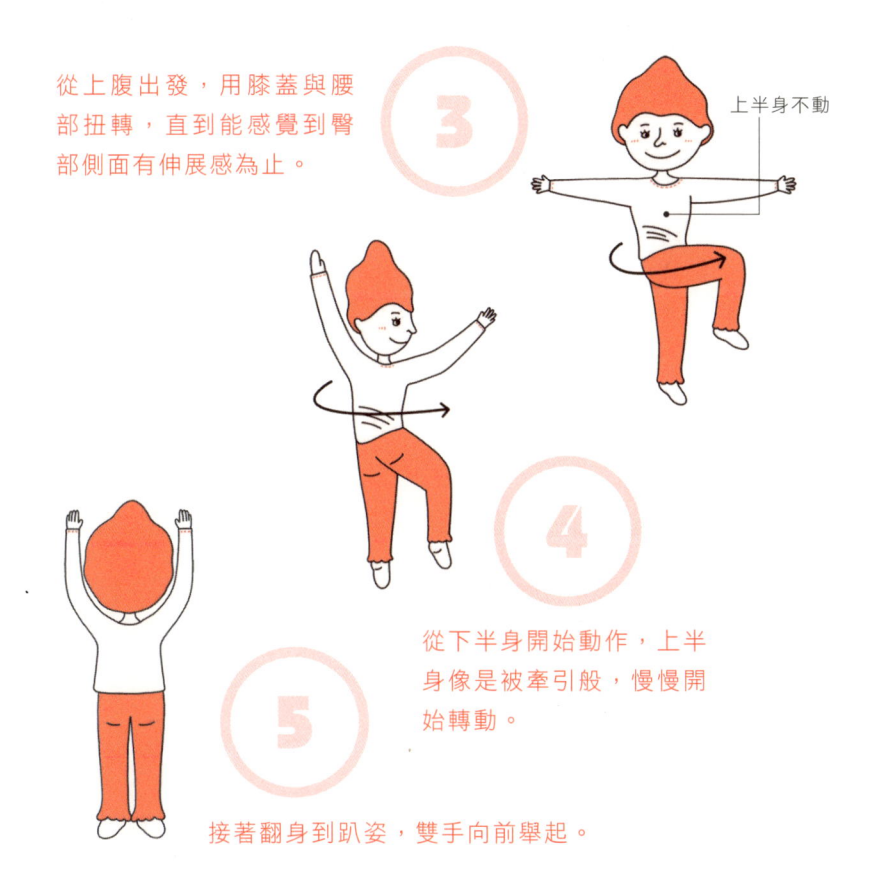

從上腹出發，用膝蓋與腰部扭轉，直到能感覺到臀部側面有伸展感為止。

上半身不動

從下半身開始動作，上半身像是被牽引般，慢慢開始轉動。

接著翻身到趴姿，雙手向前舉起。

> 儘可能避免主動控制上半身的動作，重點在於一節一節地啟動脊椎，不要靠慣性，緩慢地、仔細地感受每一段脊椎的運動。

感受體側伸展前，雙手舉起的變化

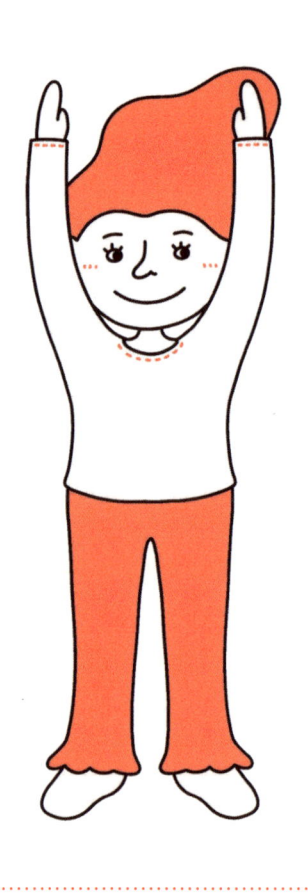

- 能順暢地舉手嗎？
- 能將手舉多高呢？
- 請感受一下可動範圍的變化

先確認目前的狀態

Part 3　學會「扭轉」技巧，肌肉變得柔軟，動作更流暢

體側伸展

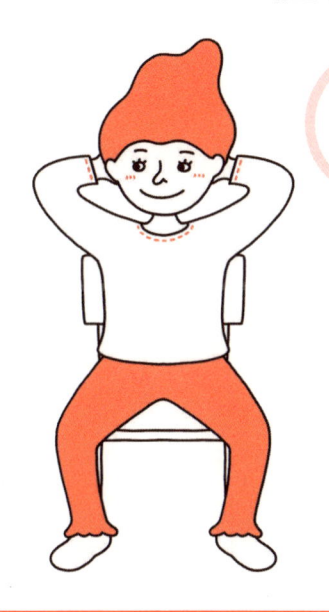

1 背打直，雙手在頭後交叉。

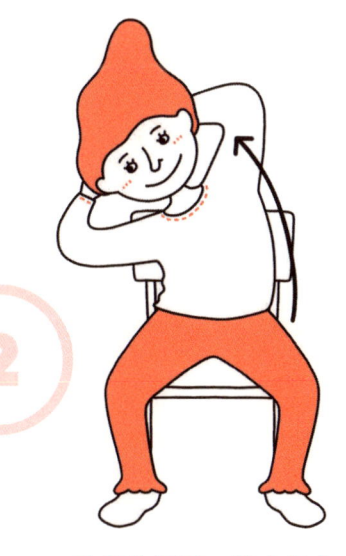

2 吐氣的同時，將上半身慢慢左右傾倒。

> 與其說是伸展，更要意識到收縮對側，如此一來，背部就會自然被拉長。

進行體側伸展時的重點

・慢慢傾倒
・左右交替進行 3～5 次
・注意不要駝背

請感受脊椎在彎曲與伸展後，站起來時的變化

先確認目前的狀態 ✓

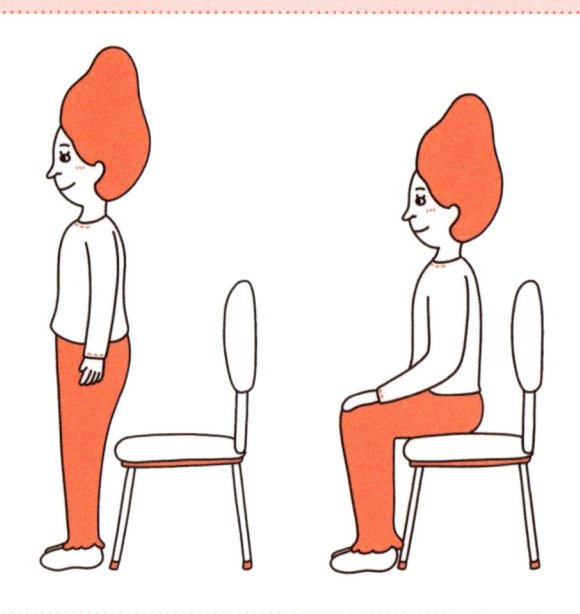

- 能順利地站起來嗎？
- 站起來的時候，體重是不是有偏向某一邊？

Part 3 學會「扭轉」技巧,肌肉變得柔軟,動作更流暢

脊椎屈曲伸展(彎曲與伸展)

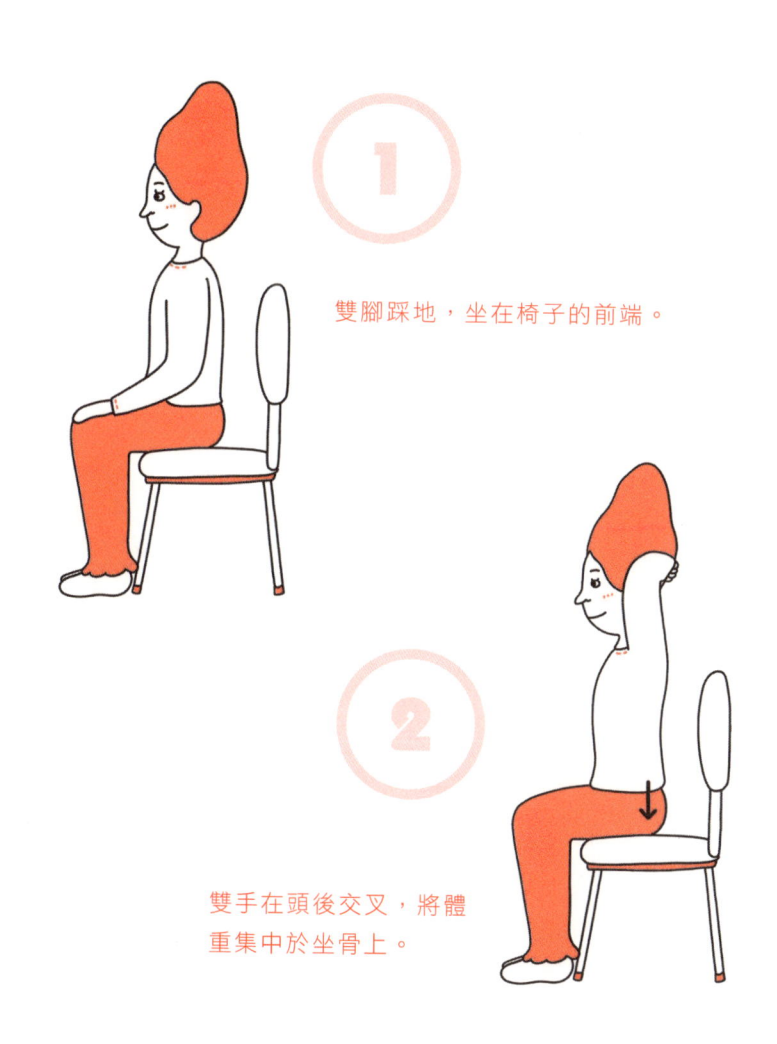

1 雙腳踩地,坐在椅子的前端。

2 雙手在頭後交叉,將體重集中於坐骨上。

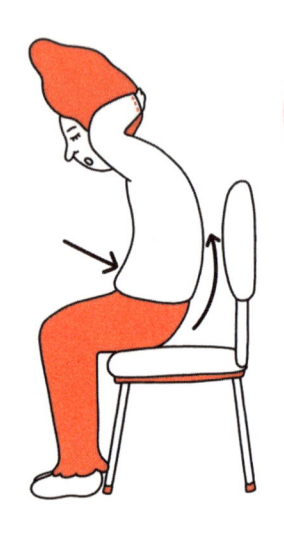

3

慢慢將骨盆往後傾,讓腰部與背部彎曲,同時吐氣,想像肚子縮起來,雙肘自然地靠近。

4

提起上腹

接著慢慢將骨盆向前傾,將腹部伸展、身體後仰。一邊吸氣,一邊想像上腹部往天花板方向走,這個後仰的動作也是從髖關節啟動,最後才讓頭部跟著動作。建議做 3～5 次。

這樣做會讓站起來的動作變得更輕鬆

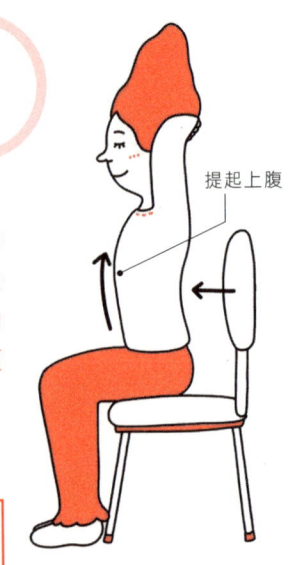

Part 3 學會「扭轉」技巧，肌肉變得柔軟，動作更流暢

脊椎旋轉運動
（上半身左右旋轉的動作）

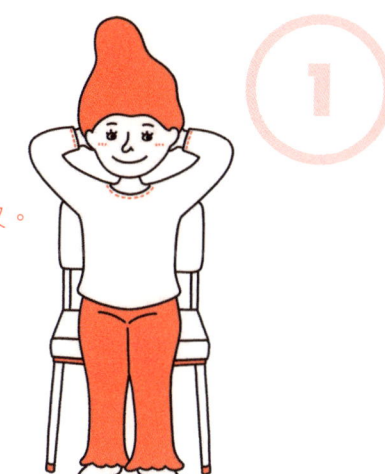

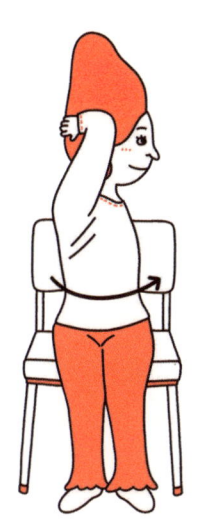

① 雙手在頭後交叉。

② 依序旋轉腰 → 肩膀 → 臉部
從髖關節開始帶動動作，
將重心維持在身體正中央。

肩膀不要用力，
動作要緩慢地進行

（側面示意圖）

需要鍛鍊的肌群：腰大肌

疲勞　肌力衰退　雙腿輕盈　瘦腿　改善姿勢　小腹

- 原因來自日常姿勢
- 傳統的仰臥起坐其實沒有效
- 腰大肌是唯一連結上半身與下半身的肌肉

Part 3 學會「扭轉」技巧，肌肉變得柔軟，動作更流暢

對於40、50多歲的女性來說，最常見的身體煩惱就是小腹凸出。

為了讓「小腹消失」，最多人採用的方式應該就是仰臥起坐了吧？

但其實，傳統的仰臥起坐無法改善小腹問題，甚至<mark>現在還有研究指出，仰臥起坐反而容易導致腰部受傷。</mark>

小腹凸出的原因，本來就不只是單純的脂肪囤積。

除了脂肪之外，日常的姿勢也有大幅影響。

譬如說骨盆後傾導致駝背，下腹自然會凸出；骨盆前傾，導致腰椎過度彎曲，下腹被往前推、腹壓（支撐身體核心的力量）變弱，小腹就凸出來了。

這些駝背與骨盆前傾的姿勢，都與「腰大肌」這塊肌肉息息相關。

<mark>腰大肌是人體中唯一連結上半身與下半身的肌肉，從脊椎連接至大腿骨。</mark>

它的主要功能是拉直脊椎、支撐骨盆、抬起雙腿。

一旦腰大肌退化，身體姿勢就容易失去平衡，導致肌肉鬆弛、甚至形成固定的凸出小腹。

101

真心想改善小腹凸出，與其做仰臥起坐，不如鍛鍊腰大肌，效果會更好。

✿ 腿瘦不下來，是因為只用了大腿前側的肌肉

很多人會覺得：「體重有下降，但腿還是沒變細……」這種情況通常是因為大腿前側肌肉過度發達。這是因為在<u>日常走路、站立的動作中，幾乎只使用到大腿前側肌肉</u>。

久而久之，大腿前側負擔較大，就越來越壯。

想要放鬆大腿前側，達到瘦腿目的的話，還是得鍛鍊腰大肌！

腰大肌在彎曲髖關節的動作中會發揮最強的力量，鍛鍊之後，抬腿動作會變得更輕鬆。而且<u>腰大肌也被稱作「腿部動作的引擎」，日常的站立、行走、跑步等動作時，大腿前側的負擔就能減輕，自然就能解決腿部的緊繃與粗壯問題</u>，最終達到瘦腿效果！

接下來介紹幾個訓練腰大肌的動作，目的不是讓肌肉更僵硬，而是讓肌肉變柔軟、好活動，打造不易疲勞的身體。

102

Part 3　學會「扭轉」技巧，肌肉變得柔軟，動作更流暢

單腳站立，先記住現在的感覺

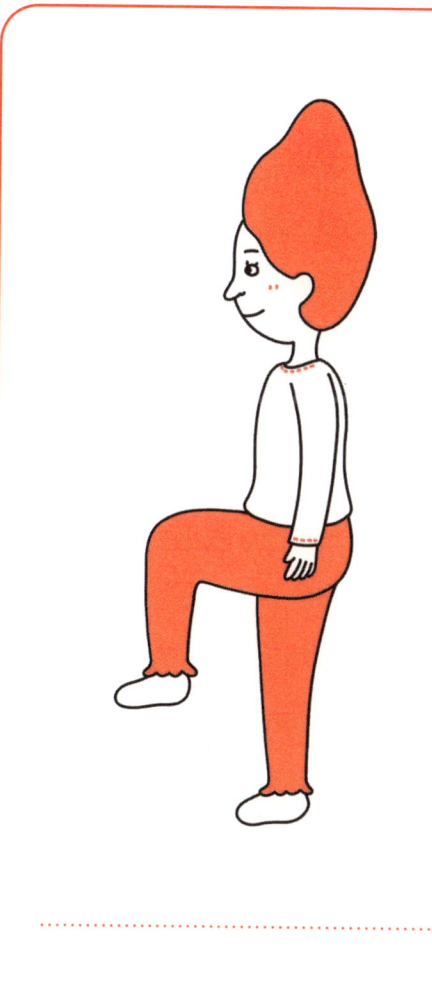

☆ 腿能順利抬起來嗎？

先確認目前的狀態

運用腰大肌的臀部走路訓練

腰大肌訓練

傳統的「臀部走路」多半只是用屁股向前進……腿會自然而然跟著出力對吧。理想的方式是用骨盆與髖關節帶動身體前進，如此一來就會自然啟動核心。重心左右交替轉移，向前推進。關鍵在於讓臀部離開地板，把肩膀和腰推出去，讓身體有扭轉的感覺。

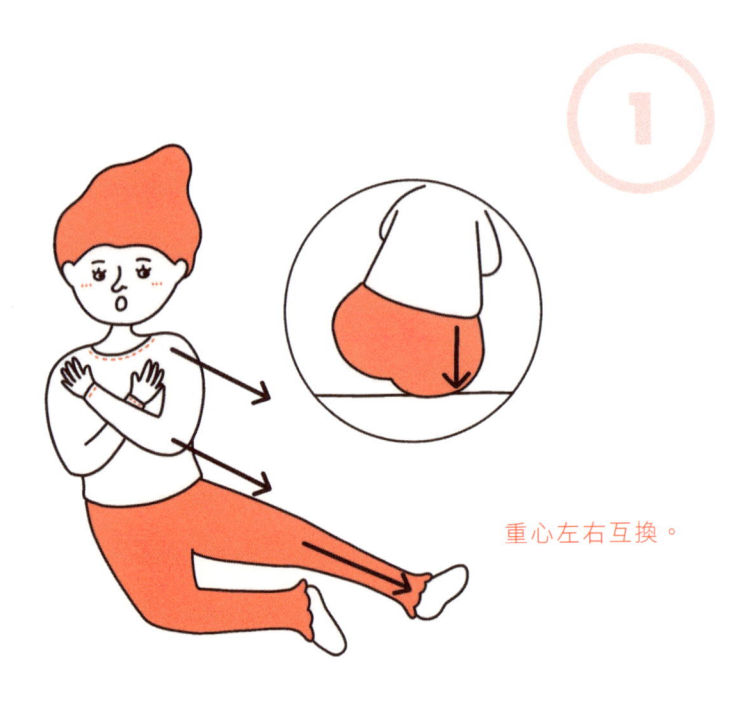

1

重心左右互換。

Part 3　學會「扭轉」技巧，肌肉變得柔軟，動作更流暢

②

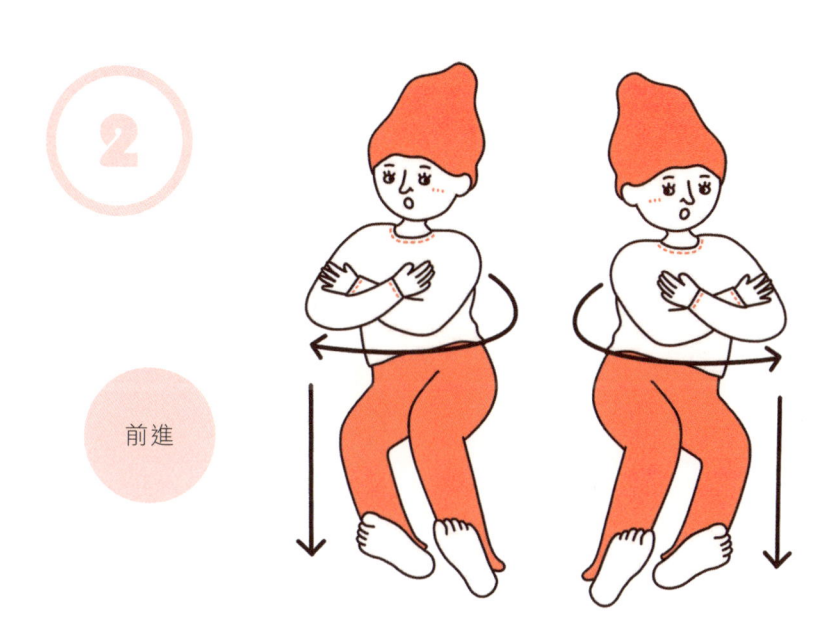

前進

右肩和右腰向前 → 左肩和左腰向前。

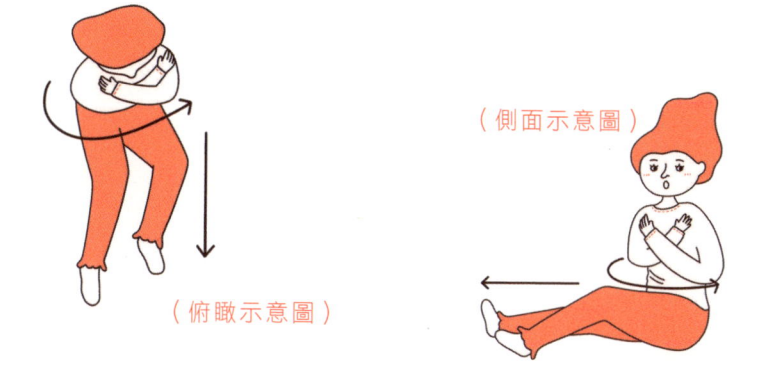

（俯瞰示意圖）

（側面示意圖）

跨腿扭腰運動

動作非常簡單！

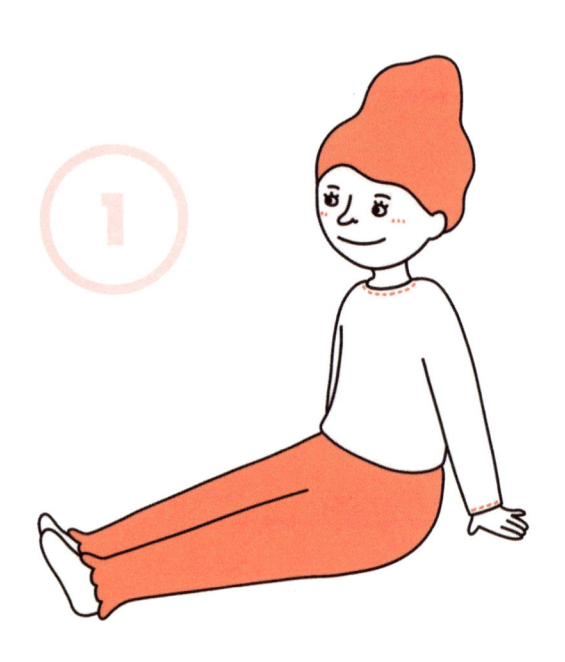

①

雙腳伸直，雙手撐在身後。

Part 3　學會「扭轉」技巧,肌肉變得柔軟,動作更流暢

**光是這樣就能為身體帶來劇烈轉變,
雙腿會變得非常輕盈,能夠一次達到瘦腿、
改善姿勢、消除小腹凸出等效果。**

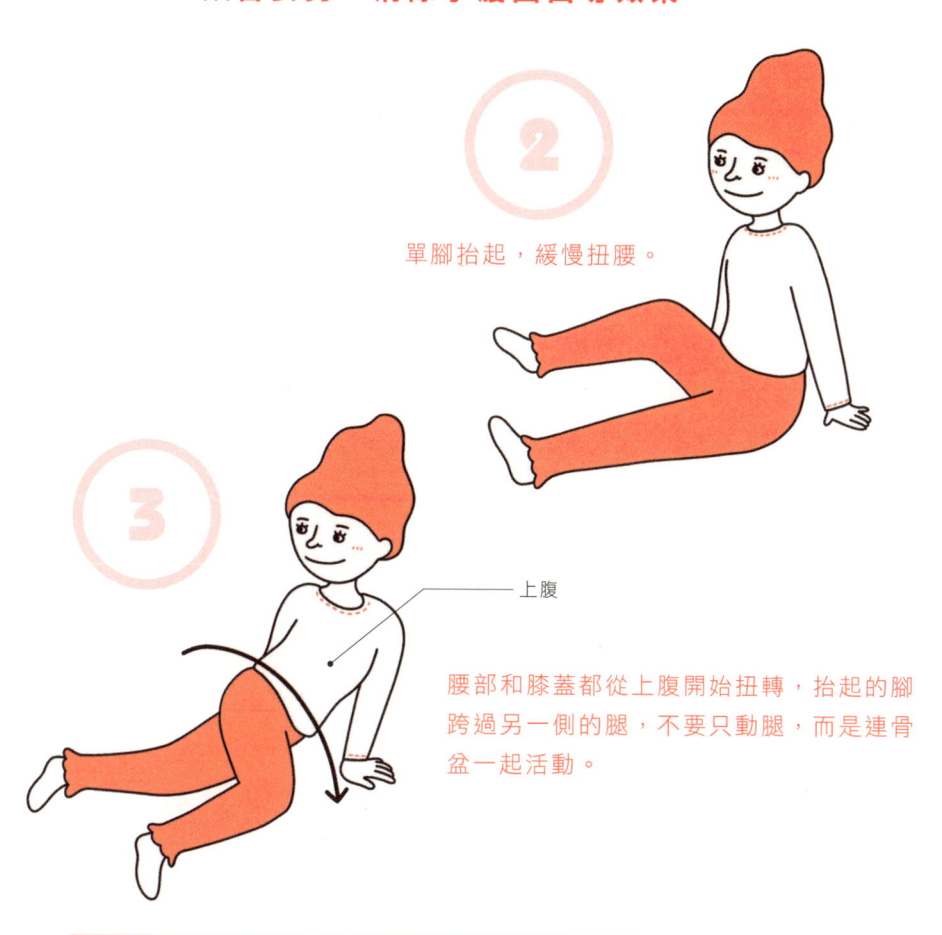

②

單腳抬起,緩慢扭腰。

③

上腹

腰部和膝蓋都從上腹開始扭轉,抬起的腳跨過另一側的腿,不要只動腿,而是連骨盆一起活動。

完成後再做一次「臀部走路」,會覺得前進變得很輕鬆!

扭轉運動②

如果想改善背部僵硬,非常推薦四足跪姿背部扭轉。這個動作可以提升背部的柔軟度。

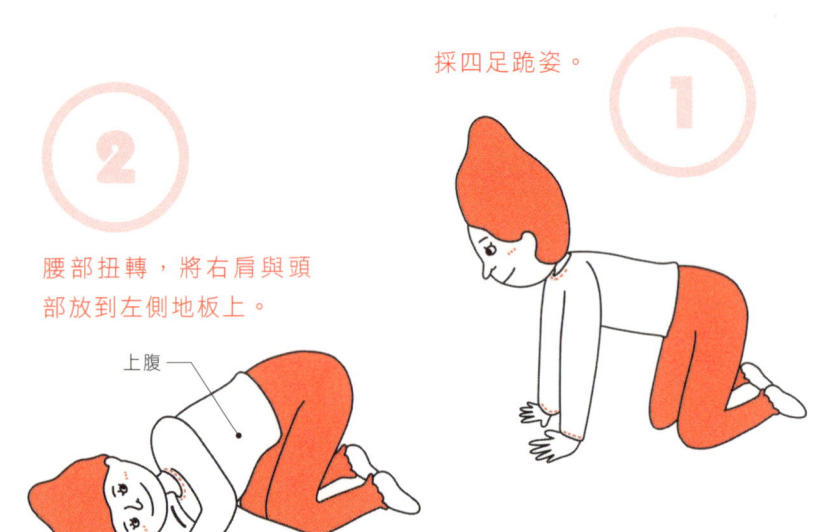

① 採四足跪姿。

② 腰部扭轉,將右肩與頭部放到左側地板上。

上腹

Part 3　學會「扭轉」技巧，肌肉變得柔軟，動作更流暢

放鬆僵硬的背部

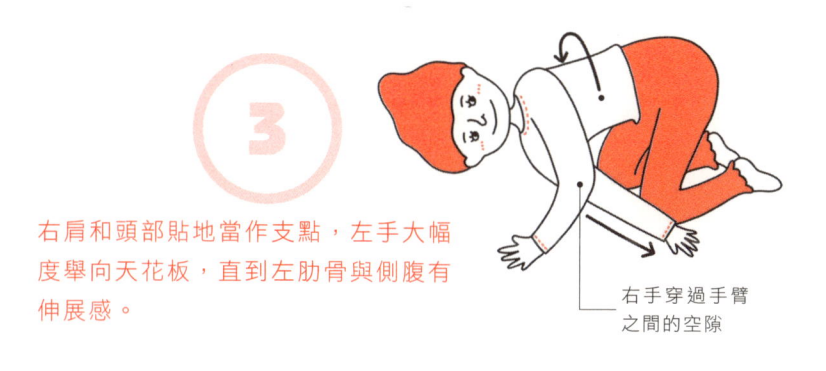

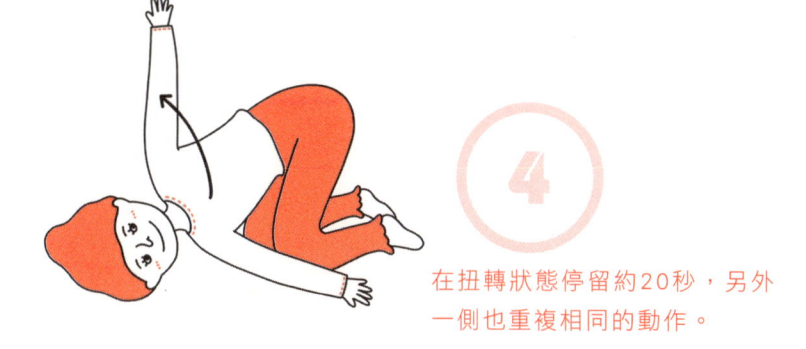

3

右肩和頭部貼地當作支點，左手大幅度舉向天花板，直到左肋骨與側腹有伸展感。

右手穿過手臂之間的空隙

4

在扭轉狀態停留約20秒，另外一側也重複相同的動作。

從上腹開始帶動上半身扭轉，頭部和肩膀貼地，手臂往膝蓋方向延伸。一定要從上腹開始扭轉。透過大幅度扭轉背部，除了舒緩背部僵硬，呼吸也會變得更輕鬆、全身變輕盈！

一套動作解決所有困擾，
活化所有肌肉

- 大腿
- 蝴蝶袖
- 骨盆前傾
- 駝背
- 小腹
- 浮腫
- 手腳冰冷

● 穩定骨盆
● 穩定姿勢
● 同時鍛鍊與體態相關的肌肉

Part 3 學會「扭轉」技巧，肌肉變得柔軟，動作更流暢

魄力十足的大腿、蝴蝶袖、骨盆前傾、駝背、小腹、浮腫、手腳冰冷。

女性的體態問題各式各樣。

有一個方法可以一次解決所有煩惱。

這個動作能夠穩定骨盆，鍛鍊對姿勢和體態有大幅影響的肌肉，還有穩定肩胛骨的肌肉。

而且還能一次鍛鍊背部和腹部肌群。

請務必嘗試看看。

一套動作解決所有困擾的扭轉運動

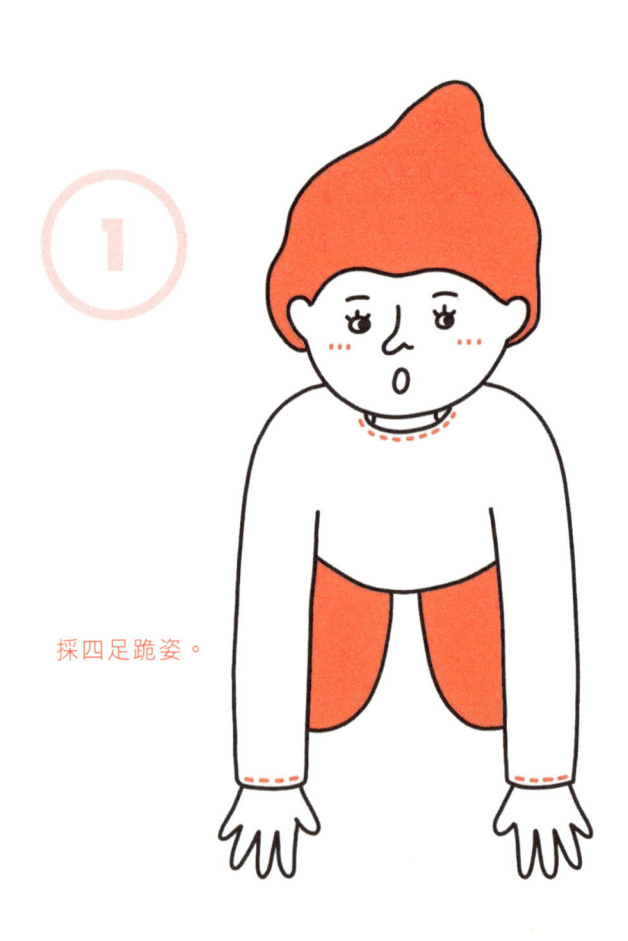

1

採四足跪姿。

Part 3 學會「扭轉」技巧，肌肉變得柔軟，動作更流暢

2

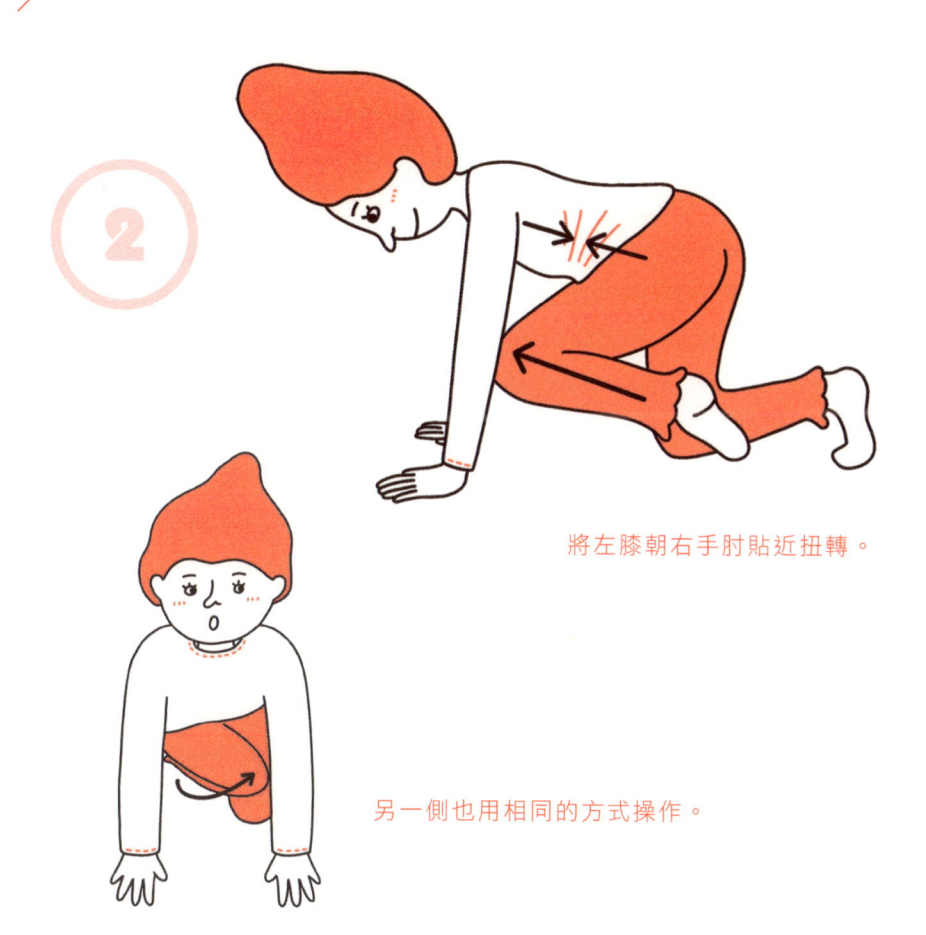

將左膝朝右手肘貼近扭轉。

另一側也用相同的方式操作。

> 當你嘗試讓對角線的手肘與膝蓋相碰時，不要只是單純靠近膝蓋，而是有意識地收縮側腰，效果會更好。這樣能夠啟動身體核心的肌群。一開始請慢慢做，習慣之後可以試著有節奏地活動看看喔！

part 4

Adult women's encyclopedia

小動作
輕鬆打造
不易疲累
又好看的體態

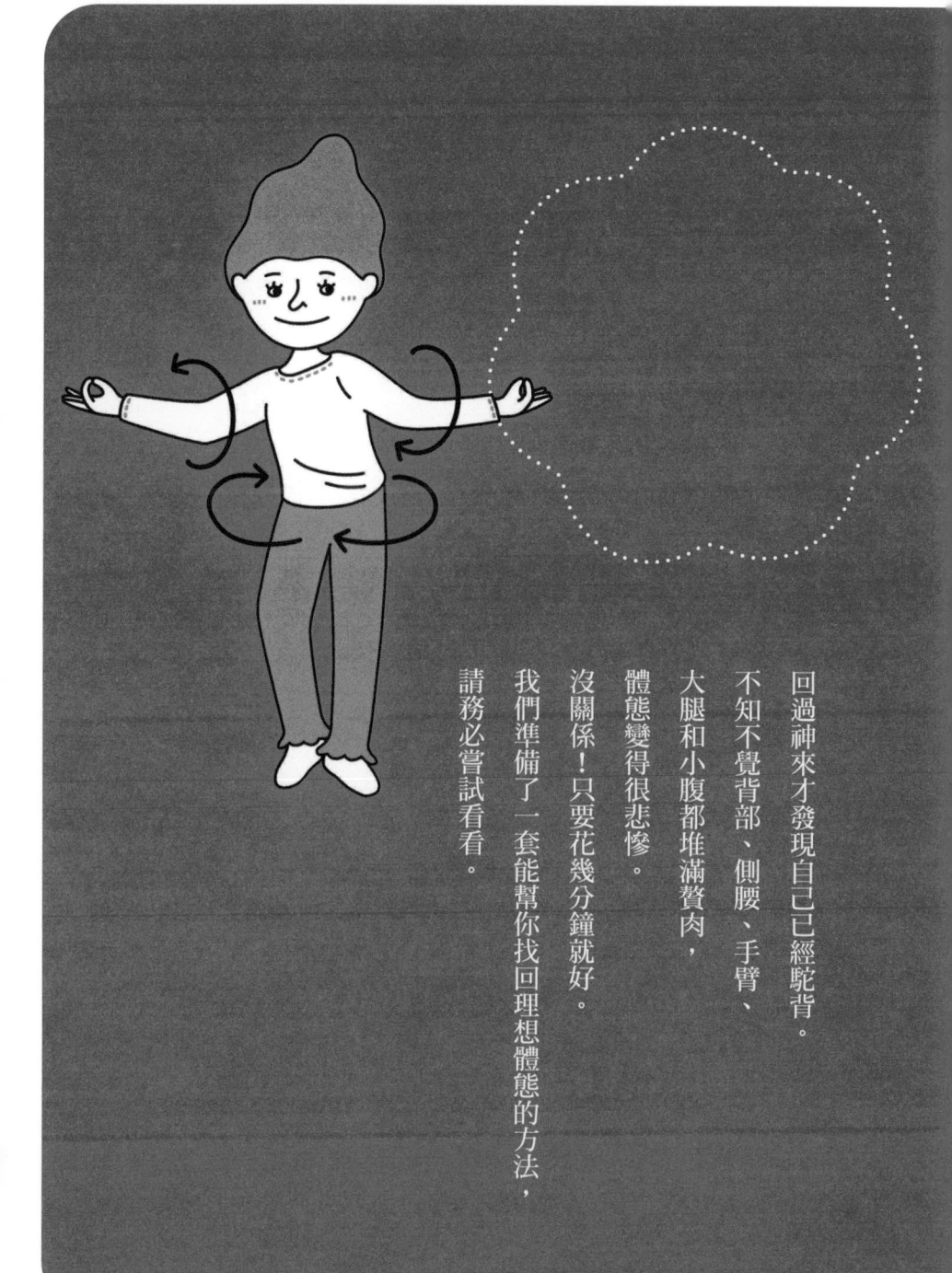

回過神來才發現自己已經駝背。
不知不覺背部、側腰、手臂、大腿和小腹都堆滿贅肉，體態變得很悲慘。
沒關係！只要花幾分鐘就好。
我們準備了一套能幫你找回理想體態的方法，請務必嘗試看看。

從肩膀開始改善血液循環

肩膀僵硬　血液循環

- 肩膀痠痛的元兇在於肩胛骨周圍的血液循環不良
- 也要活動背部的肌肉

Part 4　小動作輕鬆打造不易疲累又好看的體態

在臉的前方將雙手手肘相貼，能筆直往上舉起嗎？

若雙手手肘
能舉到超過嘴唇
→輕度肩膀痠僵硬

若只能舉到
下巴左右
→重度肩膀僵硬

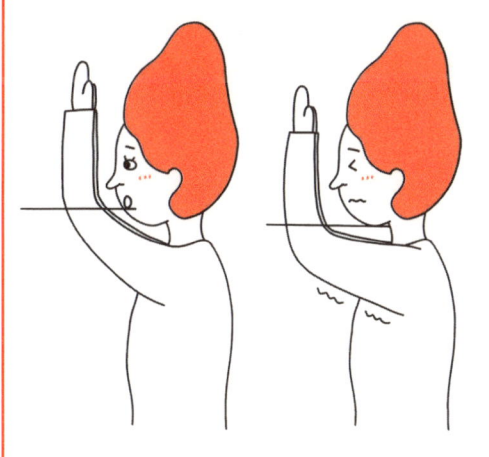

✿ 你的手肘能抬多高呢？
✿ 用手肘的高度來檢查自己的肩膀僵硬等級吧！

先確認目前的狀態

手臂窗簾操

> 造成肩膀僵硬的原因之一，就是肩胛骨周圍的肌肉血液循環變差。因此，想要改善肩膀僵硬，就必須讓肩胛骨活動起來。這個動作能大幅改善肩胛骨的活動性，不只是肩膀周圍，連背部肌肉也會一起啟動，能有效促進血液循環！
> 動作的重點在於→手肘彎曲角度儘量維持在90度，手肘抬起時不要分開，手肘張開時重點不是手臂，而是活動肩胛骨，用肩胛骨往後收攏！

1

小拇指相碰，往內側靠近。

將手臂在臉前相貼，與地面保持水平。

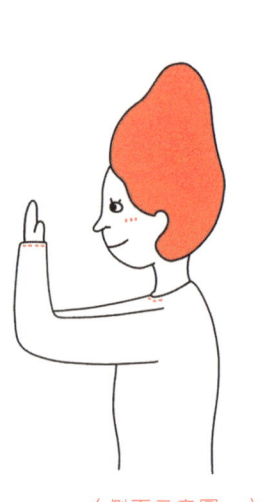

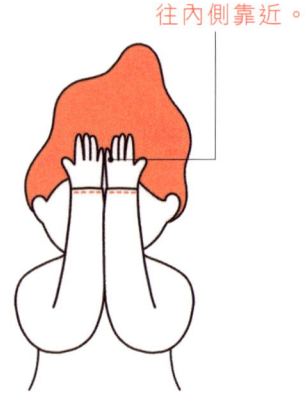

（側面示意圖。）

118

Part 4　小動作輕鬆打造不易疲累又好看的體態

③

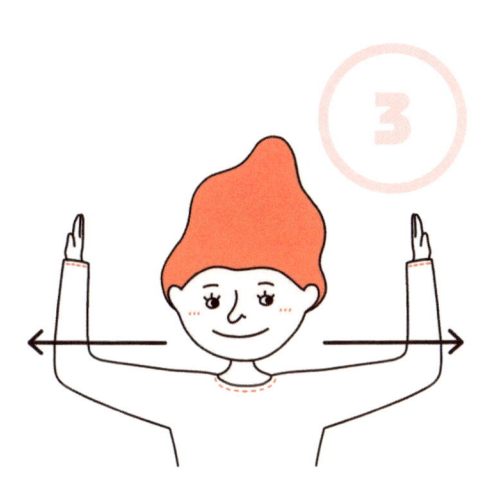

維持手臂高度，
向兩側張開。

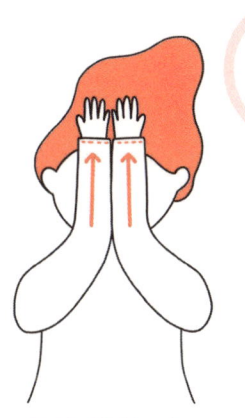

②

保持手肘相貼，
往上抬起。

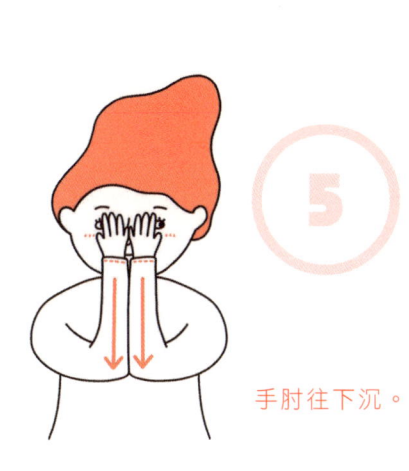

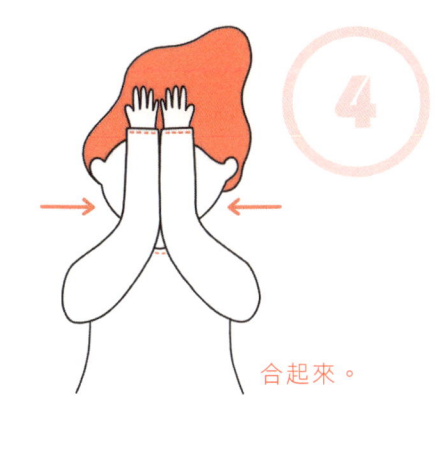

⑤

手肘往下沉。

④

合起來。

持續做10次左右，就會感覺整個人變輕鬆！

手肘繞圈

透過旋轉手肘,能改善肩膀周圍,也就是從背部到手臂的活動度。
將雙手放在身體後方,儘量大幅度地轉動手肘。剛始可能會覺得不太容易轉動,但請記得不要只靠手臂的力量,而是有意識地讓手臂和肩膀一起旋轉。

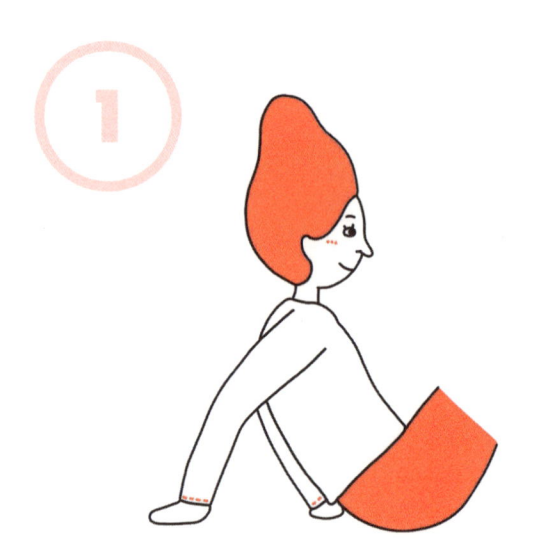

雙手放在身體後方。

Part 4　小動作輕鬆打造不易疲累又好看的體態

2
將肩膀往前推，
用手肘畫圓般旋轉，
重心從大拇指移動到小拇指。

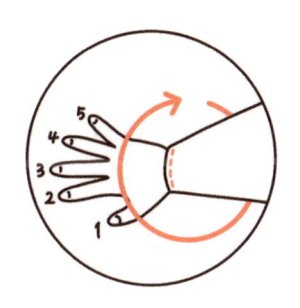

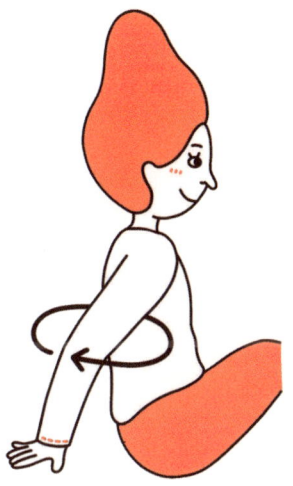

3
接著將肩膀往後拉，
繼續往外側旋轉，
重心從小拇指再回到大拇指。

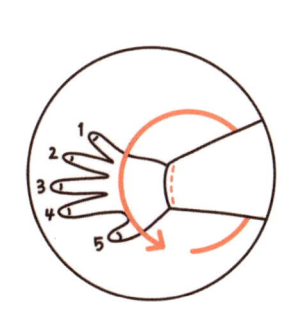

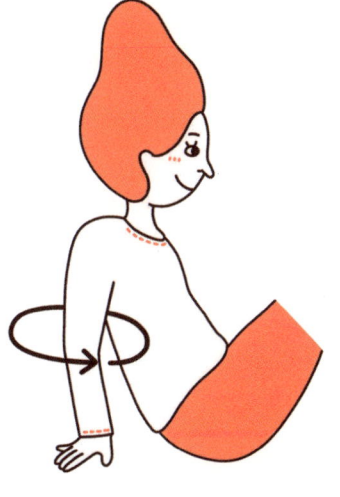

手臂鬆弛與小指肌肉有關

> 手臂

- 日常生活中，手肘幾乎都是彎著的
- 因為不常伸直手肘，手臂才會鬆垮下垂
- 有意識地運用小拇指，也能緊實蝴蝶袖

Part 4 小動作輕鬆打造不易疲累又好看的體態

手臂……確實是令人在意的部位。

上臂的肌肉和三頭肌，在伸直手肘時會收縮，彎曲時則會被拉長。

而我們在日常生活中，大部分時間其實都彎著手肘。

所以才會形成蝴蝶袖。

而且上臂的鬆弛，和小拇指息息相關。

只要活動時有意識地使用小拇指，就會帶動相連的筋膜，使手臂的肌肉也一起收縮。

當你伸直手肘並加入扭轉動作時，從腰部深處的腰大肌到背部肌肉也會一併啟動，讓手臂更緊實！

手臂扭轉操

雙手往左右兩側張開,用小拇指和大拇指圈成一個圈。將右手臂與右腰往前扭轉,同時將左手臂與左腰往後扭轉。此時,重點是把右肩往前推出,視線保持正前方。接著換邊,將左手臂與左腰往前扭轉,右側則往後扭轉。

小拇指和大拇指圈成一個圈。

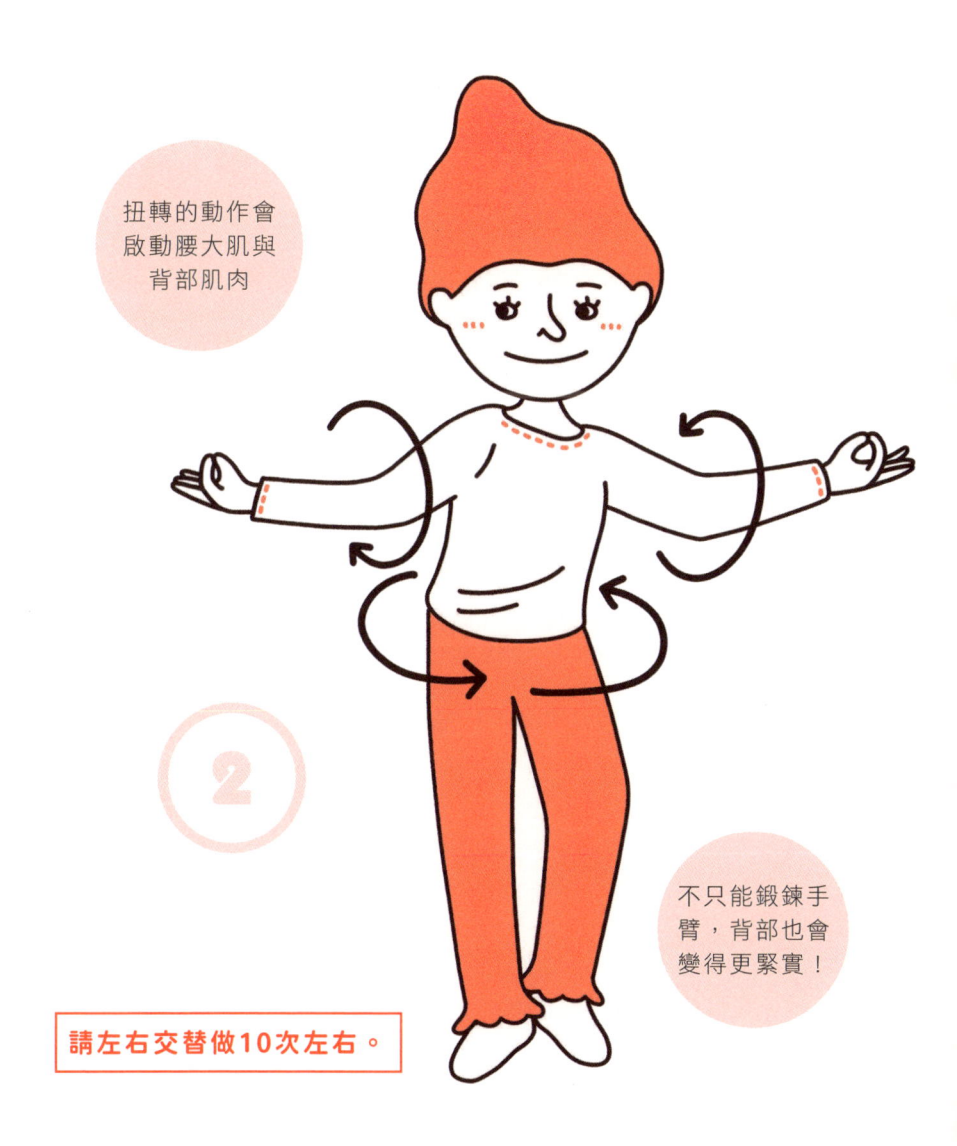

Part 4 　小動作輕鬆打造不易疲累又好看的體態

扭轉的動作會啟動腰大肌與背部肌肉

2

不只能鍛鍊手臂，背部也會變得更緊實！

請左右交替做10次左右。

從呼吸調整小腹凸出問題

（骨盆前傾／後傾）

> 小腹凸出　骨盆前傾

- 骨盆前傾會導致腹部肌肉鬆弛
- 有骨盆前傾的情況下，即使正確呼吸，也難以改善小腹凸出
- 拱背可以改善骨盆前傾

Part 4 小動作輕鬆打造不易疲累又好看的體態

骨盆前傾會讓背部整片肌肉變得緊繃，腹部前側的肌肉則變得鬆弛。當腹部肌肉無法正確運作時，骨盆就會前傾，導致下腹部往前凸，腹壓（支撐身體核心的力量）變弱，最終形成凸出的小腹。

不過若是在骨盆前傾的姿勢下呼吸，小腹凸出的問題仍然無法改善。

而想要喚醒這條肌肉，呼吸最重要！

導致小腹凸出的根本原因之一，在於被稱為深層「束腹肌」的腹橫肌。

將骨盆往後倒，吐氣時將背部彎曲，比較容易啟動腹橫肌，自然也能讓腹部出力。

此外，拱背的姿勢本身就能幫助改善骨盆前傾。

方法超簡單！

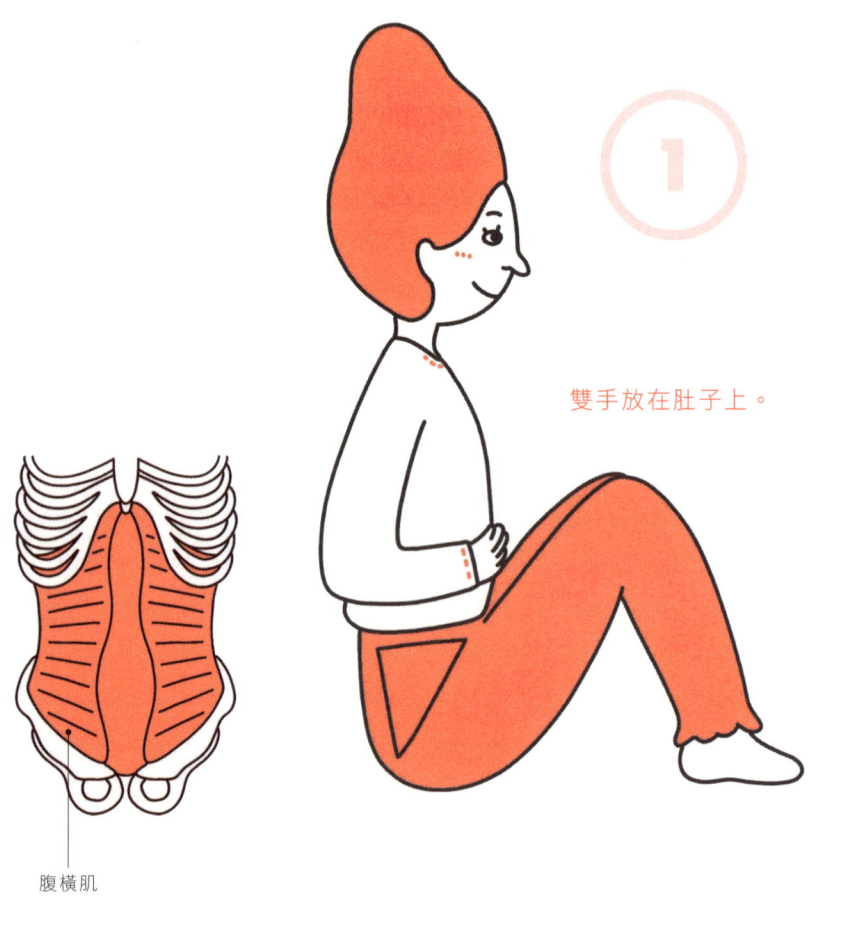

① 雙手放在肚子上。

腹橫肌

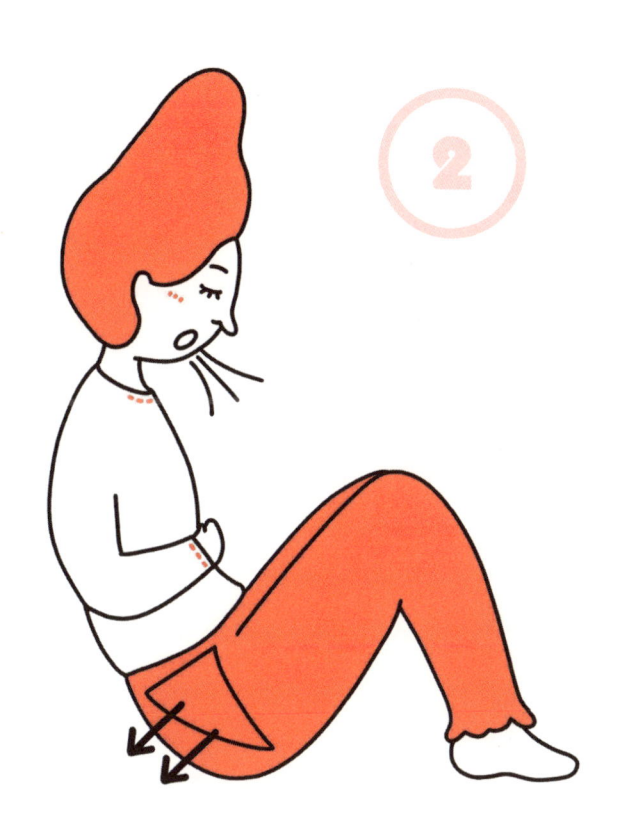

Part 4　小動作輕鬆打造不易疲累又好看的體態

②

- 吐氣時不是從背部，而是從骨盆開始往後倒
- 緩慢地，一點一點地吐氣
- 感覺到腹部出力，一邊讓肚子凹下去，一邊將氣吐到極限。當你吐氣到極限時，腹橫肌就會順利被啟動！光靠呼吸就能改善骨盆前傾與小腹凸出，當然非做不可啊！

只要一分鐘,深蹲效果絕佳

便秘　姿勢　骨盆前傾　腰痛　血液循環　浮腫

- 只要蹲下,就能輕鬆伸展
- 改善便秘與浮腫
- 即使腳跟無法貼地,試著維持平衡蹲下,就能活化身體

Part 4　小動作輕鬆打造不易疲累又好看的體態

蹲下的動作同時也能伸展髖關節、膝蓋、腳踝。

光是蹲下，就有以下這麼多好處：

1、改善便秘：腹部出力、促進腸道蠕動、改善姿勢、伸展背部與肩胛骨

2、改善骨盆前傾：伸展腰部與臀部肌群

3、改善腰痛：透過背部的伸展舒緩緊繃

4、促進血液循環：大腿出力，促進血液循環

5、消除水腫：啟動淋巴流動

即使腳跟無法貼地、蹲不下去也沒關係！

蹲下時可以抬起腳跟，雙手輕輕碰地保持平衡。這個動作能同時活化內臟與多組肌肉！

131

一次拉伸髖關節、膝關節、腳踝

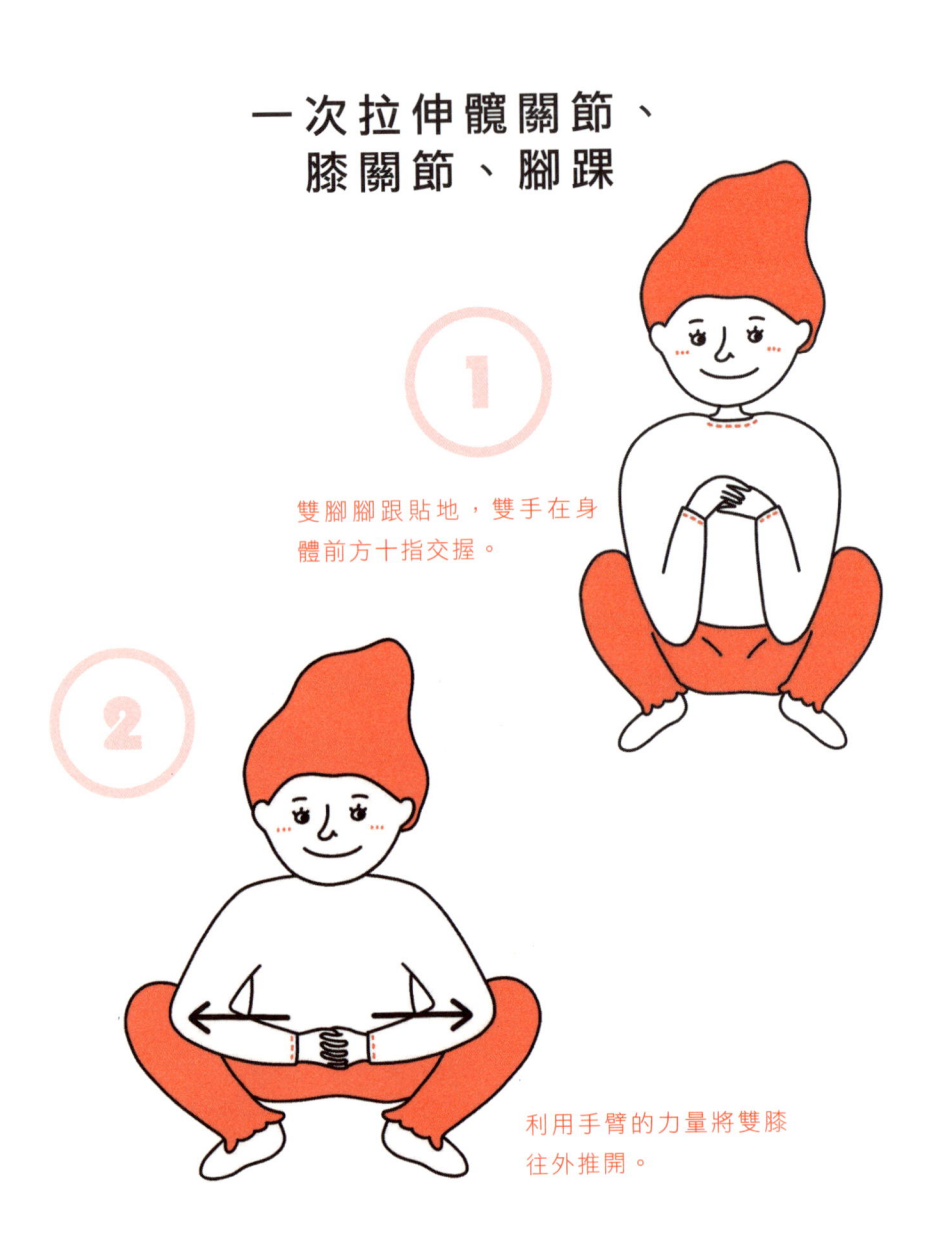

1 雙腳腳跟貼地,雙手在身體前方十指交握。

2 利用手臂的力量將雙膝往外推開。

| Part 4 | 小動作輕鬆打造不易疲累又好看的體態 |

即使腳跟
抬起來也
沒關係

③

如果腳跟無法貼地而蹲不下去，可以雙手撐地。

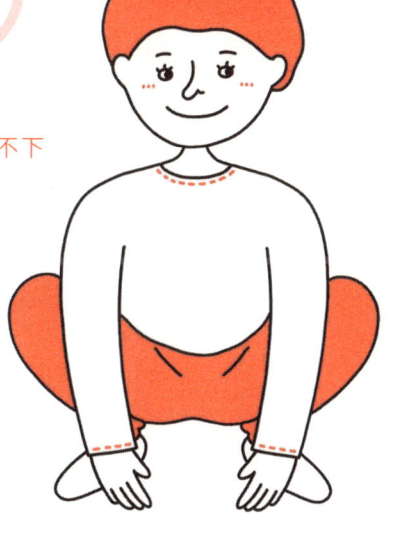

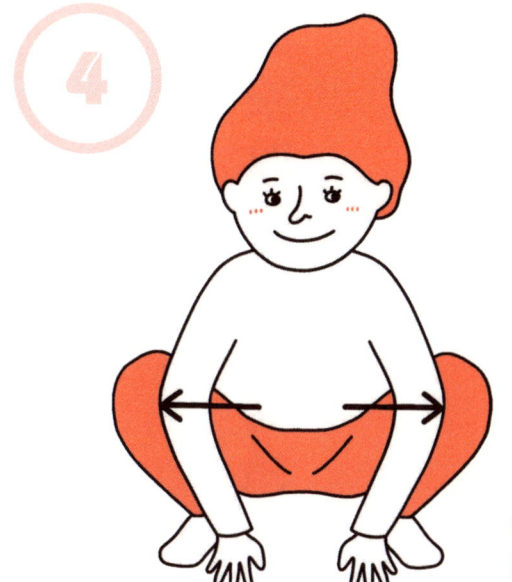

④

保持雙手撐地的同時，像步驟②一樣用手臂力量將膝蓋往外推開。

髖關節僵硬怎麼辦？
不能因此放棄！一起來改善僵硬問題

- 腰痛
- 膝痛
- 血液循環
- 淋巴
- 駝背
- 姿勢
- 小腹凸出
- 便秘

● 若因為髖關節僵硬而活動受限，會造成腰部與膝蓋的負擔

● 可能引發腰痛、膝蓋痛

● 導致代謝下降、水腫與手腳冰冷

Part 4　小動作輕鬆打造不易疲累又好看的體態

現在網路上有很多教人如何放鬆髖關節的影片，但你知道為什麼髖關節僵硬不好嗎？

放著不管會對身體造成什麼影響嗎？

我們先從「髖關節的功能」開始說起。髖關節位於骨盆兩側，連接軀幹與雙腿，支撐著我們的體重，並負責像是站立、行走、跑步、蹲下等許多基本的日常動作，扮演非常重要的角色。

身體若長時間不動，髖關節很快就會變得僵硬且難以活動。

長時間久坐時，髖關節周圍與臀部的肌肉會變得緊繃。

進而導致骨盆活動受限，就連走路時腿往前邁出的動作也會受到影響。

一旦髖關節的動作受限，身體會開始用其他部位代償，於是腰部與膝蓋承受更多壓力，可能引起腰痛、膝痛或運動傷害。

順帶一提，髖關節在正常行走時就會承受體重2~3倍的力量，上下樓梯時更是要承受大約5倍的重量。

當髖關節活動變差，周邊肌肉僵硬，就會導致血液與淋巴循環不良，使得代謝下降，出現手腳冰冷與水腫的症狀。

除此之外，還會出現這些症狀：

- 圓肩駝背、姿勢變差
- 小腹凸出
- 便秘

想預防或改善這些問題，髖關節的柔軟度是非常重要的！

Part 4 小動作輕鬆打造不易疲累又好看的體態

別再說「我的髖關節很僵……」然後就此放棄！

就算50歲開始也完全沒問題！

為了能長久保持健康與美麗，也要慢慢開始鍛鍊髖關節的柔軟度。

接下來，我們就要介紹能讓髖關節活動度大幅改變的實用方法。

只要勤加練習，不僅能讓髖關節變柔軟，甚至會讓你感覺膝蓋也變得更輕鬆！

只要這樣做，
就能大幅改善髖關節的活動度

只要放鬆臀部肌群，就能有效讓整個髖關節周圍變得柔軟

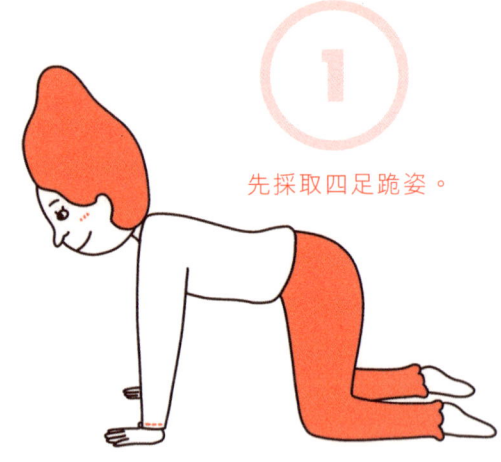

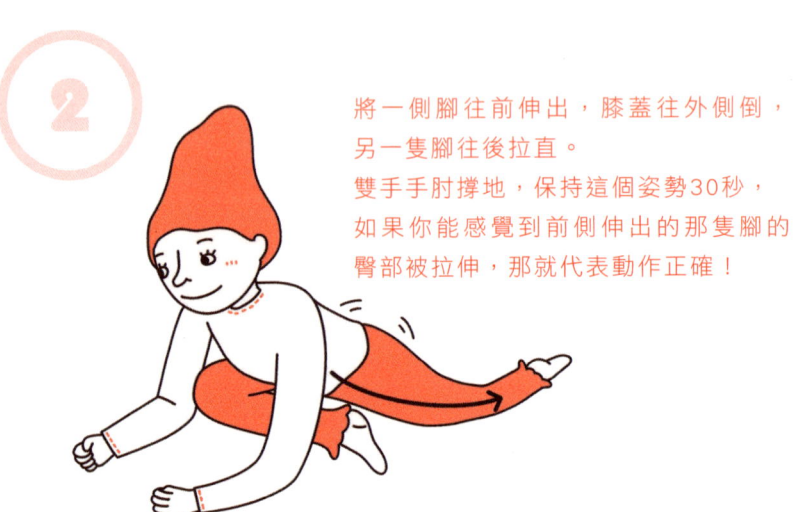

1 先採取四足跪姿。

2 將一側腳往前伸出，膝蓋往外側倒，另一隻腳往後拉直。
雙手手肘撐地，保持這個姿勢30秒，如果你能感覺到前側伸出的那隻腳的臀部被拉伸，那就代表動作正確！

Part 4 　小動作輕鬆打造不易疲累又好看的體態

③

接著,抬起單腳。

④

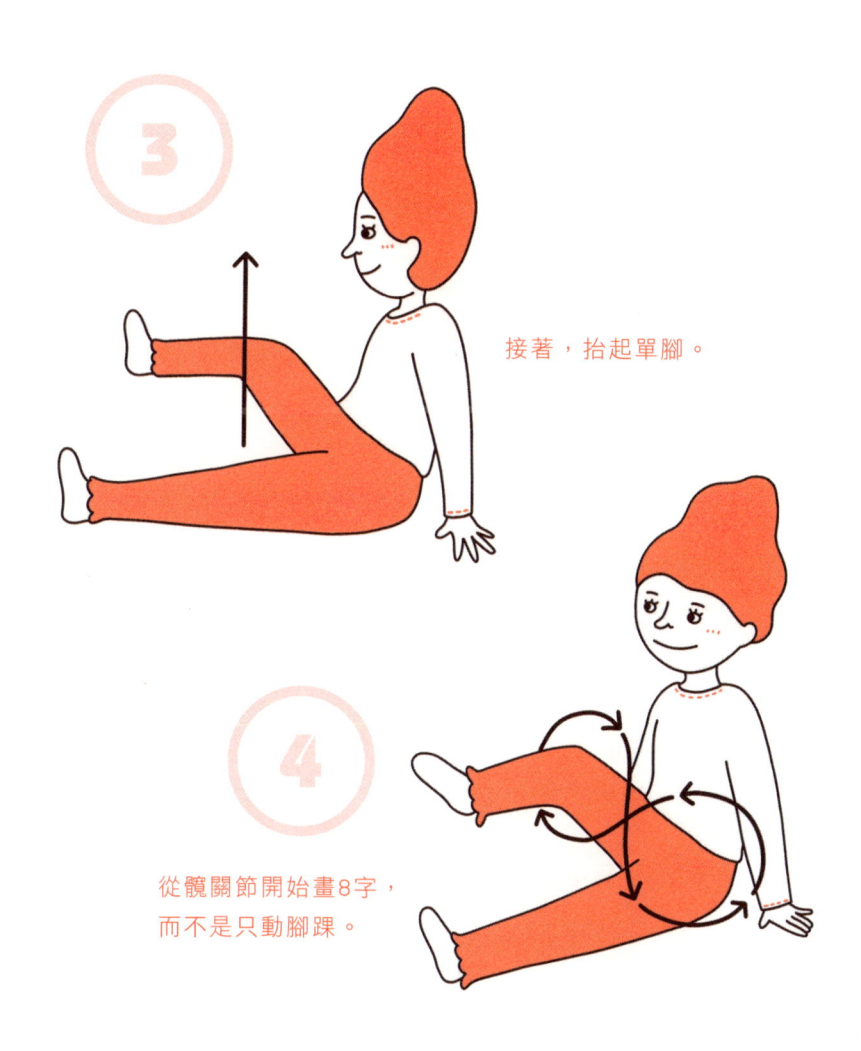

從髖關節開始畫8字,
而不是只動腳踝。

> 先做眼球運動(第42〜43頁)和甩手運動(第46〜48頁),效果會明顯提升!

柔軟髖關節的相撲蹲

代謝　手腳冰冷　浮腫　腰痛　駝背

- 是相撲運動的基本動作之一
- 提升身體柔軟度和平衡感
- 如果覺得太難可以先從「坐椅子」的姿勢開始練習

Part 4 小動作輕鬆打造不易疲累又好看的體態

相撲蹲大家可能不太熟悉，不過效果絕佳。

相撲蹲是相撲等運動的基礎動作之一，具有提升身體柔軟度和平衡感的效果，動作乍看之下和深蹲相似。

建議每天一次，如果一開始覺得太難，可以先從「坐椅子」的姿勢開始練習。

相撲蹲的效果：

1、增加髖關節活動度，強化並柔軟腰大肌

2、促進新陳代謝

3、改善手腳冰冷、浮腫、腰痛與駝背

相撲蹲具有各種效果，建議大家多多嘗試。

髖關節變柔軟後，日常生活上的動作會更流暢。

像是蹲下時就不容易閃到腰。

如果還有餘裕的話，可以再把肩膀往內轉，讓肩胛骨像滑動一樣往前推的動作。

141

這個活動可以使日常生活上的行動更流暢

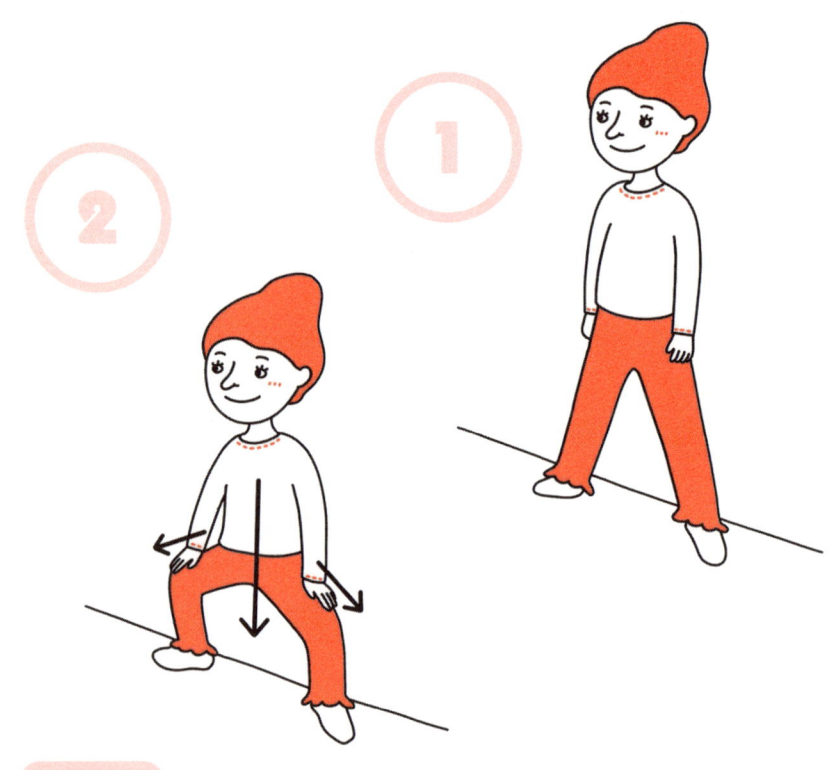

> **重點**

- 注意膝蓋不要內扣，膝蓋與腳的大拇趾要朝相同方向，不要用手或手肘強行把膝蓋往外推！
- 膝蓋往左右張開，做外旋的動作
- 有餘裕就將肩膀往內轉，肩胛骨跟著滑動

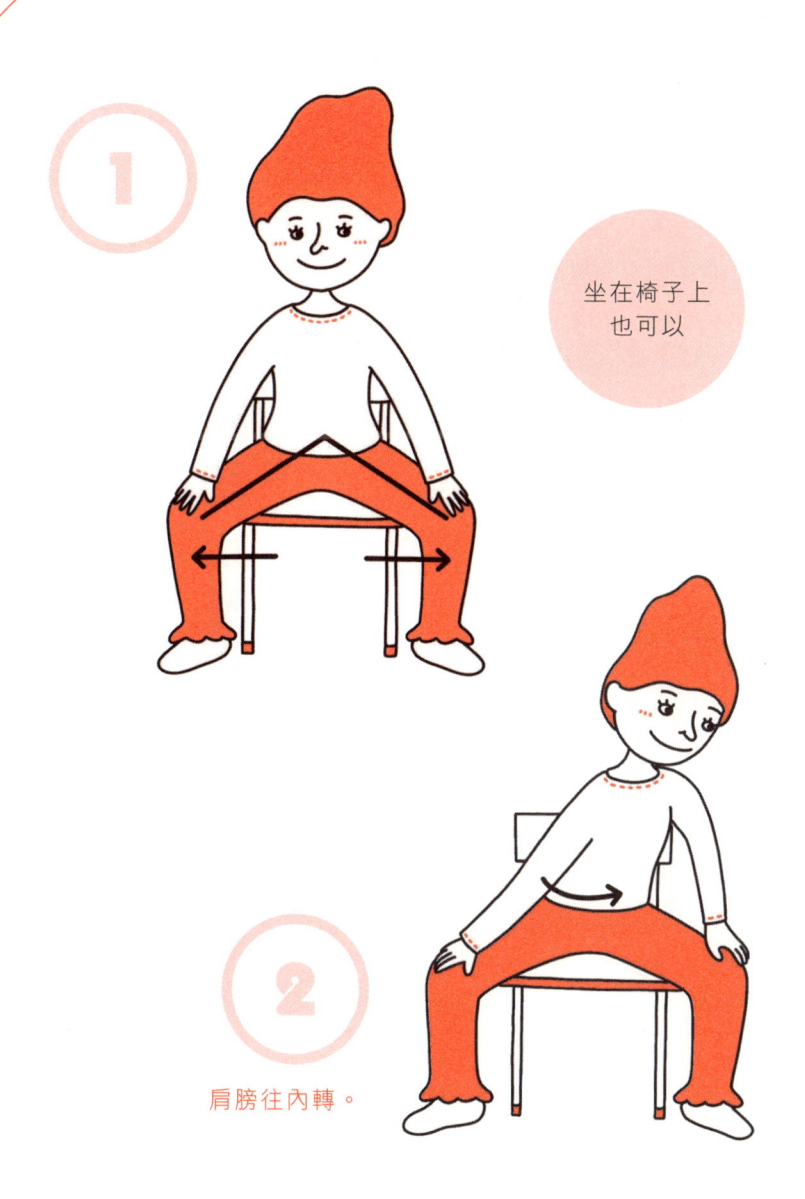

Part 4
小動作輕鬆打造不易疲累又好看的體態

①

坐在椅子上也可以

②

肩膀往內轉。

> 臀部下垂

久坐會造成臀部下垂，提起坐骨就能防止臀部鬆垮下垂

- 坐著的時候，肌肉呈現被壓扁的狀態
- 長時間久坐，坐骨周圍就會變得僵硬
- 讓坐骨離地好好放鬆，就能防止臀部下垂

Part 4　小動作輕鬆打造不易疲累又好看的體態

長時間久坐會覺得臀部很酸痛對吧？

長時間坐著，臀部的肌肉會被壓扁。

沒錯，屁股會呈現扁平狀。

此時，請放鬆臀部的坐骨。坐骨是位在屁股下方的骨頭，坐著的時候用手就能摸到。

久坐會讓坐骨周圍變得僵硬。

坐骨連接大腿後側的肌肉，如果長期僵硬，就會造成臀部下垂。

請好好放鬆坐骨周圍的肌肉吧！

即使手邊沒有放鬆肌肉的滾筒也沒問題。

只需要用提起坐骨的方式放鬆，就能防止臀部鬆垮下垂。

145

肌肉僵硬會造成「臀部下垂」

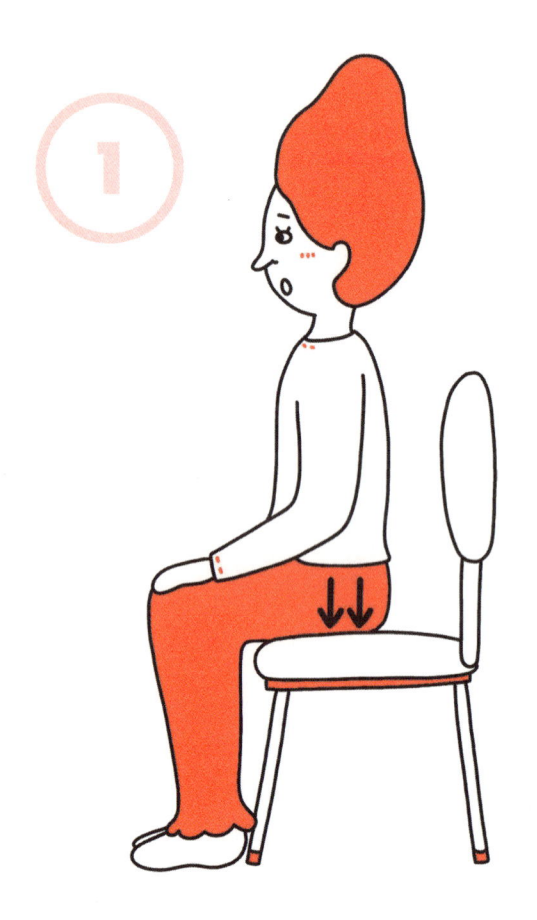

長時間坐著，臀部的肌肉會被壓扁。

Part 4　小動作輕鬆打造不易疲累又好看的體態

3 徹底揉鬆臀部。

2 雙手摸著屁股下方的坐骨。

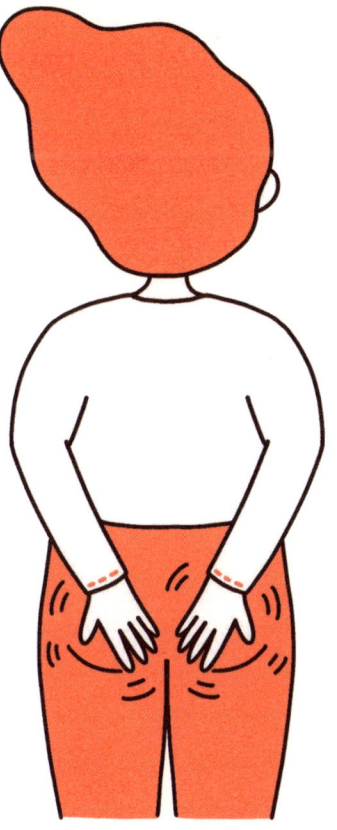

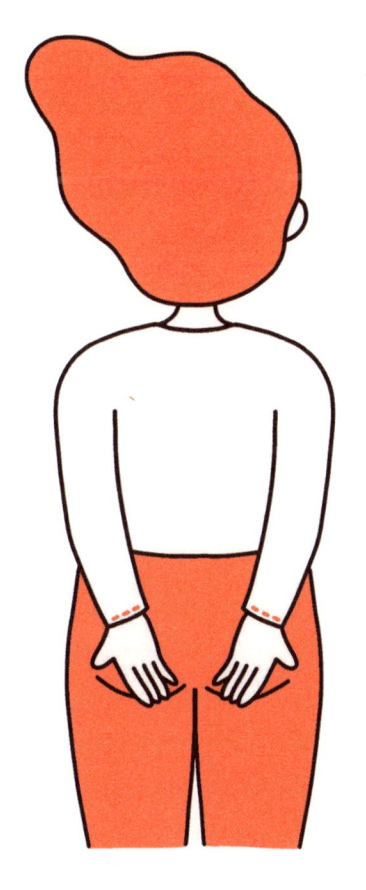

累到什麼都不想做的日子，只要做這個就OK

- 倦怠感
- 肩膀僵硬
- 手腳冰冷
- 焦躁
- 失眠
- 免疫力
- 自律神經

- 不管從什麼角度拉耳朵，基本上都能帶來某種效果
- 按摩皺眉肌，感覺像是抓住眉毛深處的骨頭
- 可以消除眼睛疲勞，眼神更晶亮

Part 4 小動作輕鬆打造不易疲累又好看的體態

人的耳朵有對應全身的穴道。

因此，無論拉哪裡，都能帶來某種有益身心的效果。

不只能修復疲勞的身體，還能改善肩膀僵硬、手腳冰冷、焦慮、失眠，也能提升免疫力。

另外，也能調整紊亂的自律神經。

對於各種身心問題都具有改善的效果。

除此之外，我也推薦按摩「皺眉肌」。這條眉毛的肌肉，也能消除頸部的疼痛，保養浮腫眼瞼和眉間的皺紋。

請用捏住眉毛深處骨頭的力道，確實地抓住皺眉肌，平均按摩整個眉間。

如此一來，能有效預防眼睛整體的「鬆弛下垂」。

日常多按摩，就能消除身體和眼睛的疲勞，讓你的眼睛神采飛揚，能夠精神滿滿地迎接每一天！

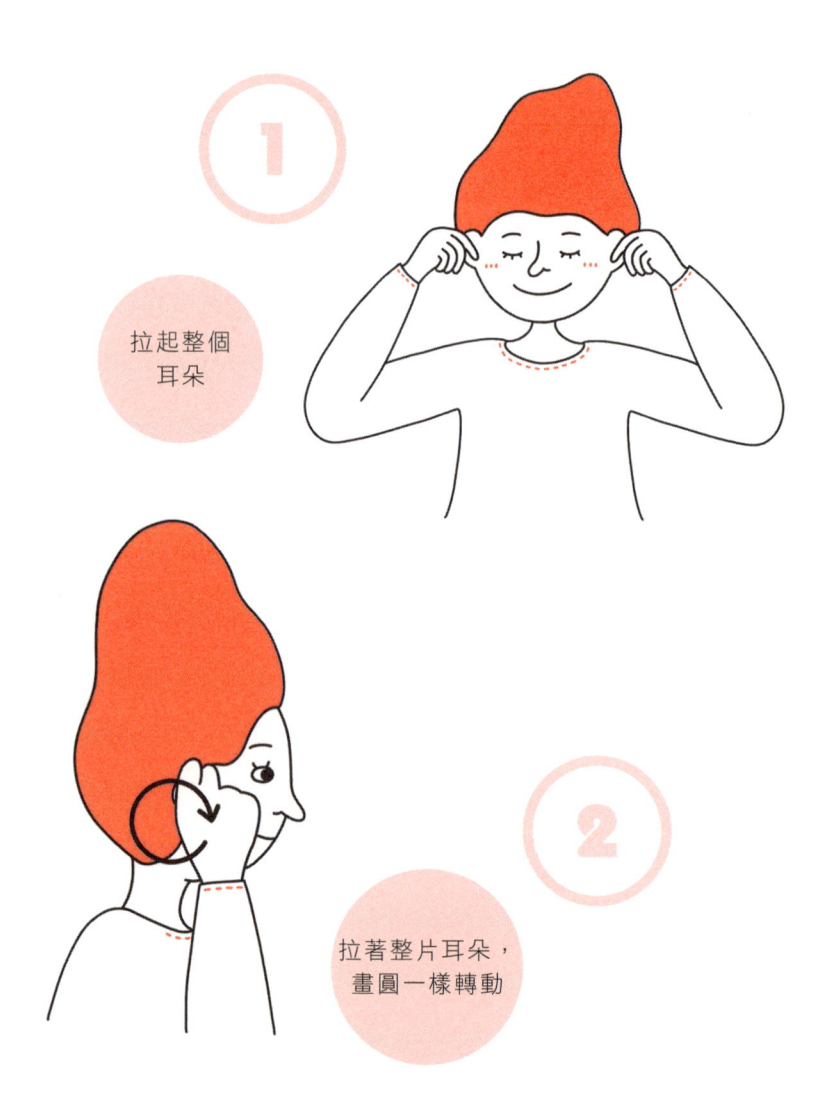

1

拉起整個耳朵

2

拉著整片耳朵，
畫圓一樣轉動

Part 4　小動作輕鬆打造不易疲累又好看的體態

用手輕輕地按摩來放鬆身心

按摩皺眉肌，
用「抓住眉毛深處骨頭」的感覺，從眉頭一路按摩到眉尾，來回10次。

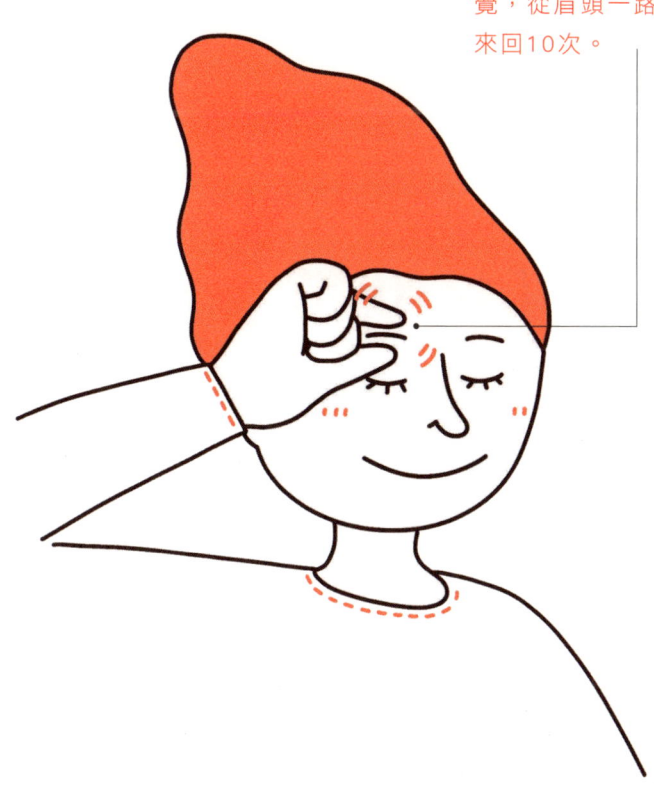

part 5

Adult women's encyclopedia

由內而外變健康，
讓「好狀態」
一直持續

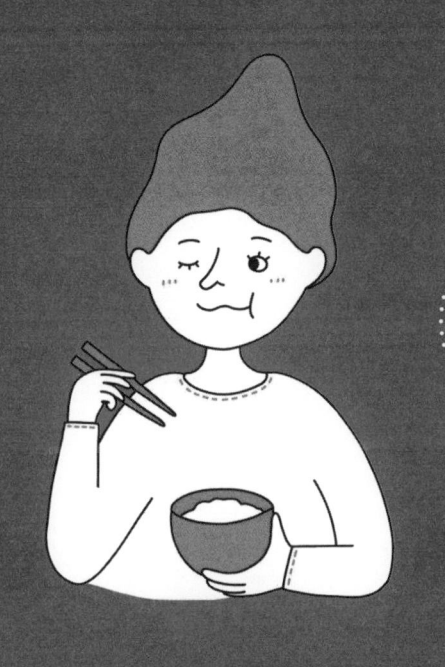

為了瘦身拼命運動、控制飲食，
卻一點效果也沒有……
無法如願瘦下來，
問題在於稍微偏離了重點。
讓我們一起來看看，
如何在不增加壓力的情況下，
輕鬆自在地變美，
迎接狀態良好的每一天吧！

> 減重

運動不會直接讓你瘦

- 號稱能瘦身的運動，其實效率很低
- 運動的真正目的是讓生活更有活力
- 與其辛苦運動，不如改善營養和姿勢，更能快速見效

Part 5 由內而外變健康，讓「好狀態」一直持續

你是不是認為「想要瘦下來，首先一定得運動」呢？

而且還覺得非得每天努力做激烈的肌力訓練或慢跑，否則脂肪就不會燃燒⋯⋯

但遺憾的是，透過運動所能消耗的熱量其實非常少。

譬如說，一位體重50公斤的人，以每小時約8公里的速度慢跑30分鐘，能消耗的熱量只有約200大卡，差不多只是一片披薩的熱量。

光看這個數字就能明白，「為了瘦身而運動」是多麼沒效率的事。

另一方面，你是否也有因為「今天有運動」而吃得比平常更多的經驗呢？

我自己以前也是這樣過來的。

當然，運動對身體確實有益處。

譬如說可以活化大腦、提升生活品質，預防高血壓、糖尿病等「生活習慣病」。運動也能讓心情變好、釋放壓力。

運動的本質，是為了打造強健的身體，讓我們能夠過上有活力的生活。

如果你想以健康的方式瘦身，在做激烈運動之前，更重要的是攝取足夠營養、培養肌肉，並且調整好正確的姿勢。

155

慢跑30分鐘所消耗的熱量
等同於一片披薩

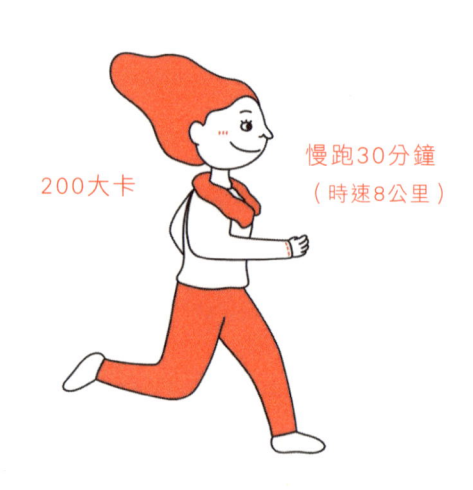

200大卡

慢跑30分鐘
（時速8公里）

＝ 熱量幾乎一樣

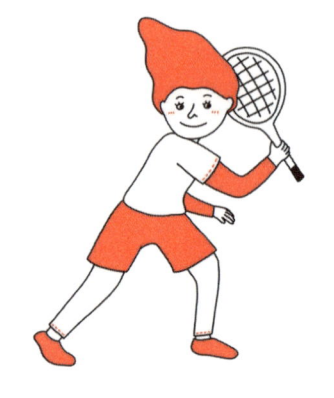

200大卡

披薩一片

運動的本質是為了打造
有活力的生活基礎

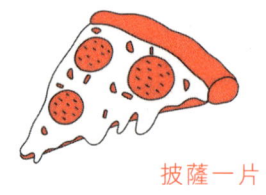

Part 5 由內而外變健康，讓「好狀態」一直持續

想瘦就要正確飲食

減重　飲食

- 節食之前，先檢視自己平常吃了什麼
- 蛋白質每日所需攝取量是以體重計算，每公斤約需1公克
- 重點不是少吃，而是吃對食物

當你想要「趕快瘦下來！」的時候，往往會忍耐想吃的慾望，轉向「節食」這個方向。

我自己在大學時期也曾經靠極端的節食瘦下來過。

但那會造成很大的壓力，根本無法長久持續。

的確，不吃東西體重就會下降。

然而下降的不只是體重，節食造成的營養不良還會減緩新陳代謝。

也就是說，最終反而會讓身體變得更難瘦下來。

我親身體會到，真正重要的不是盲目地節食，而是先搞清楚自己目前的體重，是不是因為吃太多某種特定類型的食物？

我們平常是透過飲食攝取營養素，這些營養素在體內分工合作，產生能量、生成肌肉和細胞。

其中最重要的營養素有碳水化合物、蛋白質、脂肪等三大營養素。只有這三大

158

Part 5　由內而外變健康，讓「好狀態」一直持續

營養素能提供身體能量。

肥胖的人通常會有「攝取過多碳水化合物和脂肪，卻嚴重缺乏蛋白質、維生素和礦物質」的問題。

日常飲食中最應該攝取的營養素是蛋白質。

因為蛋白質是構成肌肉、骨骼、內臟、皮膚、血液等身體構造的關鍵成分。

反之，**碳水化合物和脂肪主要是當作能量來源，如果攝取過多，沒有被消耗的部分就會以「體脂肪」的形式儲存起來。**

順帶一提，蛋白質每日建議攝取量是體重每公斤就要攝取1公克。

也就是說，以一位體重50公斤的女性來說，每天需要大約50克的蛋白質。

如果節食而沒攝取到該有的營養素，新陳代謝就會下降，結果反而可能變胖。

如果你希望以健康的方式瘦身，重點不是不吃，而是要先攝取身體所需的營養素，學會正確的飲食。

每日蛋白質的攝取量

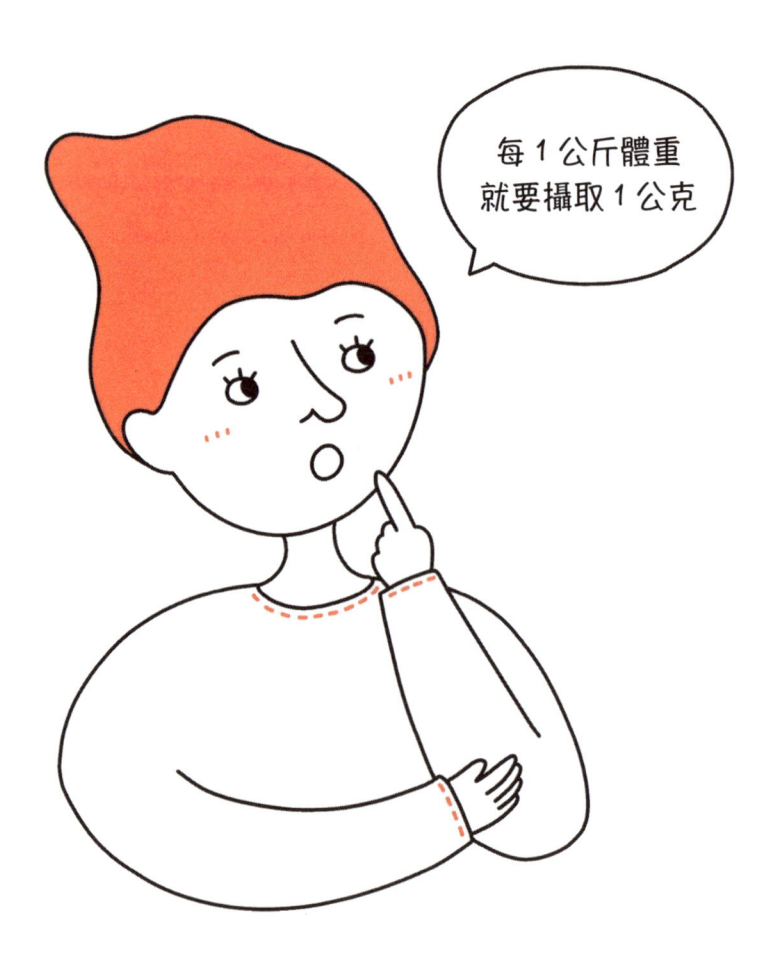

每 1 公斤體重就要攝取 1 公克

Part 5 由內而外變健康，讓「好狀態」一直持續

為什麼年紀越大越難瘦？

減重　代謝

- 基礎代謝下降，是因為隨著年齡增長，肌肉每年會減少1％
- 細嚼慢嚥之所以好，有其明確的理由
- 想要提升內臟機能，就要調整自律神經

你有沒有想過：「明明吃的東西跟年輕時差不多，為什麼卻變得難瘦了？」

是的，不易瘦下來的最大原因就是代謝變差了。

雖然常聽到「代謝」這個詞，但是代謝到底是什麼呢？

簡單來說，就是攝取的營養素在體內如何運用的過程。

也就是說，吃進身體的食物如何轉變成皮膚、骨骼、肌肉等身體的組成成分，或是將碳水化合物在體內轉化為葡萄糖，當作日常生活與運動時的能量。

代謝分成三種類型，其中約有70%是基礎代謝。

大家應該聽過「基礎代謝」吧？

基礎代謝指的是人在睡覺也會消耗的能量。而基礎代謝會隨著年齡增長下降，所以人才會越來越不容易瘦下來。

那基礎代謝為什麼會下降呢？

Part 5 由內而外變健康，讓「好狀態」一直持續

這是因為隨著年齡增長，肌肉量每年會減少1%。

而且，**隨著年紀增加，消化吸收能力也會下降，就算攝取了大量蛋白質，也無法像年輕時那樣有效地增加肌肉。**

這一點其實常常被大家忽略。

也就是說，代謝變差的原因，不只是肌肉量減少，還包括內臟機能的衰退。

那我們該如何提升內臟機能呢？

答案是「細嚼慢嚥」。

透過這樣的方式，就可以強化內臟功能。

還有一個非常重要的關鍵是「調整自律神經」。

自律神經分為交感神經與副交感神經，要讓內臟的血流順暢、提升機能，關鍵在於讓具有放鬆效果的副交感神經占優勢，而不是導致身體緊張的交感神經。

自律神經分布在脊椎兩側，因此多活動脊椎周圍，就能刺激並幫助自律神經調整。

也就是說，活動脊椎周圍的「體芯力體操」是非常有效的。

味噌湯的驚人效果

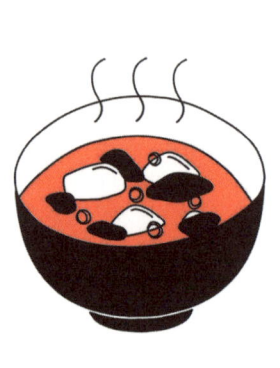

飲食　代謝

- 味噌具有提升內臟機能的效果
- 味噌中的膳食纖維，可以抑制血糖值與血壓的上升
- 早上喝味噌湯能讓身體暖和，並活化維生素B群

Part 5 由內而外變健康，讓「好狀態」一直持續

各位平常會喝味噌湯嗎？我們全家人都喜歡味噌湯，所以早晚都離不開它。味噌湯對身體有益，如果重新了解其功效，即使是不常喝的人，或許也會想把它融入日常飲食中。首先，味噌是發酵食品。**發酵食品具有促進消化、吸收與排泄的效果。**

味噌的主原料是黃豆，黃豆中富含膳食纖維、皂素、多酚，也含有豐富的優質胺基酸，因此具有提升內臟機能的功效。

此外，**黃豆還含有被認為對大腦有益的營養素「卵磷脂」，能提升記憶力、判斷力與集中力。**

味噌中富含膳食纖維，除了能調整腸道、促進排便，也對於抑制血糖與血壓的上升有幫助。

那麼，早上或晚上喝味噌湯，哪個時間比較有效呢？當然，不同時間各有不同的效果，若是在早上喝一碗熱味噌湯，不但能讓身體暖和起來，也能活化與代謝息息相關的維生素B群，幫助補充能量。

為了讓身體整天活力充沛、不易疲勞，建議每天早上都喝一碗味噌湯喔！

165

吃的「順序」比什麼都重要

減重　飲食

- 這不代表「想吃多少就吃多少」
- 需要注意的是血糖值的大幅波動
- 用餐時先入口的應該是溫熱的食物

Part 5　由內而外變健康，讓「好狀態」一直持續

我常常被客戶和朋友問到關於飲食的問題。

大家通常會問我：「妳現在還能維持這樣的身型，是不是都不喝酒、不吃肉、不碰油炸食物或甜食呢？」

還會推測我早餐是不是只吃水果跟果昔⋯⋯甚至根本不吃。

不不不，其實完全不是這麼一回事，我很喜歡喝酒，平時也會喝，肉類當然也吃，炸物也是我愛吃的食物之一。

我也喜歡甜食，而且早上會好好地吃早餐。

我大學時曾經因為過度節食導致壓力過大，健康狀況惡化，自從那之後，我就不再勉強自己「完全不吃愛吃的東西」了。

不過，這也不代表我現在就毫無節制地亂吃，實際上我有五項一定會注意的大原則：

- 用餐時第一口一定從湯品開始（不要一開始就攝取碳水化合物）
- 無論如何都要細嚼慢嚥

- 空腹時不碰甜食
- 飯後會時不時喝常溫水
- 充分攝取蛋白質

大概就是這樣而已。如果只是這樣，會不會覺得任何人都能做得到呢？

我特別在意的就是 不要讓血糖劇烈波動。

因為血糖的劇烈變動，會讓脂肪更容易囤積在體內。

因此，用餐時第一口先喝溫熱的「湯品」，不但可以先溫暖內臟，也能產生飽足感。

再透過細嚼慢嚥刺激飽食中樞，就能預防暴飲暴食，同時穩定血糖。

當然，關於進食順序，其實有各種說法，也不是說這套做法絕對正確，但至少能讓我在幾乎不用努力，也不克制的狀態下，維持現在的體型。

Part 5 由內而外變健康,讓「好狀態」一直持續

需要注意的5個重點

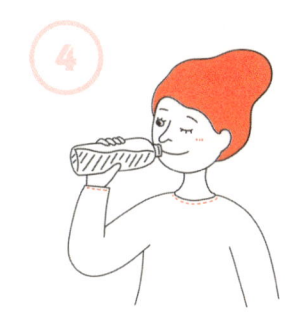

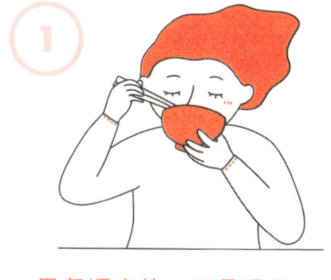

① 用餐順序第一口是湯品。
(不要馬上攝取碳水化合物)

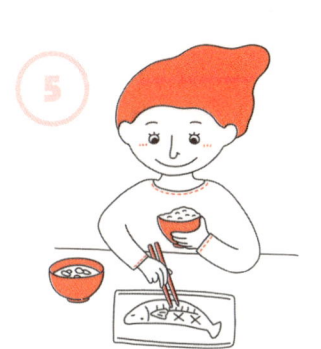

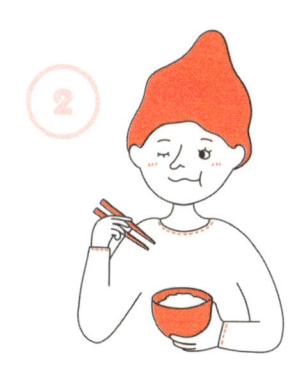

② 一定要細嚼慢嚥。

③ 空腹時不吃甜食。

④ 飯後喝常溫水。

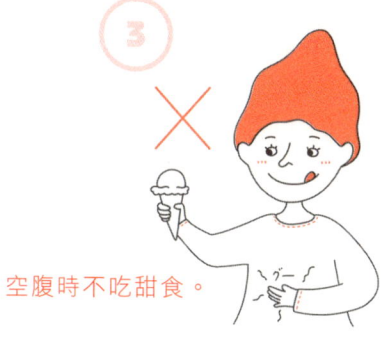

⑤ 充分攝取蛋白質。

飲食　代謝

暴飲暴食後，第二天必做的3件事

- 與其懊悔，不如把重點放在「重整」上
- 體重增加的原因，其實是身體囤積了多餘的水分
- 重整的時限是兩天內

Part 5 由內而外變健康，讓「好狀態」一直持續

首先，大前提是：千萬不要後悔吃太多！

或許你會發現「體重比昨天重了……」但請不要慌張！

比起懊悔，應該把重點放在怎麼儘快「重整」身體狀態上。吃太多這種事，誰都會遇到。

負面的情緒會影響身體狀態，反而會讓你變成「易囤積的體質」。

隔天體重上升，大家會以為是因為脂肪已經開始囤積，但其實不是。

那體重上升的原因是什麼呢？

多半是因為前一天吃太多所引起的「水腫」。攝取過多鹽分，身體會為了稀釋濃度而留住水分，於是就產生了水腫現象。

你可能覺得身體變重，但那只是體內囤積的水分，並不是脂肪，所以不用太擔心！

脂肪形成的速度沒那麼快。

重整的關鍵，就是在吃太多之後的「兩天內」進行調整。

❀ 暴飲暴食後重整身體的小祕訣

1、勤補水

暴飲暴食的隔天，只要排出容易滯留體內的水分，就能改善水腫狀況。記得要勤補水，幫助排尿與排便。

另外，起床後不要喝冰水，改喝溫熱的白開水，有助於溫暖內臟，促進新陳代謝。

2、把握下一餐的時機

暴飲暴食就代表你攝取過量的「糖」與「油脂」。

就算偶爾暴飲暴食一天，也不會立刻變胖，身體判定「能量多到用不完」大約需要48小時。因此，如果你不小心吃太多，只要在48小時內進行調整，就能避免能量轉化成脂肪！

Part 5 由內而外變健康，讓「好狀態」一直持續

若在這些熱量還沒被消耗完之前就吃下一餐，熱量就會直接轉化成脂肪。所以想要在轉化為脂肪之前重整身體，就不要照原本三餐的時間吃飯，而是等到真正餓了再吃！

3、攝取能促進代謝的食材

能將「糖」與「油脂」轉化為能量、促進代謝的營養素包括：

- 蛋、肉、魚等蛋白質
- 黃豆製品、海藻類

此外，富含膳食纖維與維生素B群的食材，也能促進三大營養素（碳水化合物、蛋白質、脂肪）的代謝。

順帶一提，水溶性膳食纖維有助於將胃內被消化後要進入腸道的物質，在轉化

成脂肪被人體吸收前排出體外。

調整餐飲時的重點如下：

- **減少攝取需要耗費能量消化的小麥製品**
- **減少飯、麵包、麵條等碳水化合物的量，改吃更多蔬菜、蛋白質、味噌湯**
- **多攝取富含鉀的食材**

鉀有助於排出多餘的鹽分，是改善水腫的營養素！

含鉀食材：海藻、羊栖菜、納豆、香蕉等。

4、用餐的重點

總之就是要細嚼慢嚥。

一次用餐至少花20分鐘以上。

脂肪多的人，多半吃飯速度很快（或者根本不怎麼咀嚼就吞下去）。

多咀嚼能促進分泌消化酵素，也能幫助胃部更容易消化吸收。

Part 5 由內而外變健康，讓「好狀態」一直持續

減重

別讓大腦發現你在減重
關鍵在於

- 突然嚴格地節食，反而會讓你變成難瘦體質
- 要緩慢、溫和地進行
- 從「不用太努力也做得到的事」開始

這不只限於減肥，運動也一樣。很多人一決定「今天開始要瘦身！」就會立刻全速衝刺，直接挑最困難的事開始做。

譬如說「今天起不吃甜食！」或是「晚上吃了會胖，乾脆不吃！」這類極端的「不吃」策略很常見。

然而，這樣反而會造成壓力，讓你撐不下去。

當你突然大幅減少飲食，會發生什麼事呢？

雖然一開始體重可能會下降，但對身體而言就是：「沒營養進來了！糟了！」

接著就會<mark>降低基礎代謝率</mark>。一旦基礎代謝下降，日常活動量就會不知不覺變少，此時身體就會開始儲存能量。

<mark>也就是說，對大腦而言，當沒有能量進來，就會進入省電模式，於是身體變得越來越不容易瘦。</mark>

從大腦的運作來看，當身體承受過大壓力，大腦就會覺得受到威脅，而產生抗拒反應。

Part 5 由內而外變健康，讓「好狀態」一直持續

不要讓大腦察覺你正在減肥！

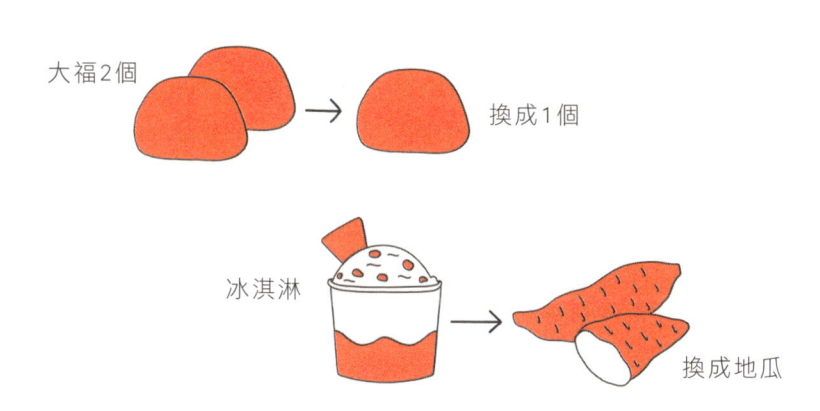

大福2個 → 換成1個

冰淇淋 → 換成地瓜

那該怎麼做比較好呢？答案就是——不要一開始就做太極端的事。請從你的日常生活中，開始做你現在就做得到的事。

譬如說平常有吃甜點的習慣，不需要突然完全戒掉，而是慢慢減少份量，或者換成健康一點的小點心等等。

透過這樣一點一滴的改變，讓你的大腦察覺不到你正在減肥，這就是關鍵！

如此一來身體不會有負擔，也比較不會產生壓力，自然就能持續下去。

運動也一樣，最重要的就是持之以恆，請從「不用太努力也做得到的事」開始吧！

177

吃泡芙到底會不會胖？

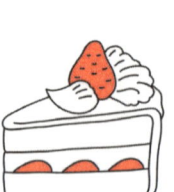

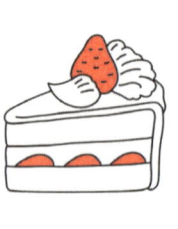

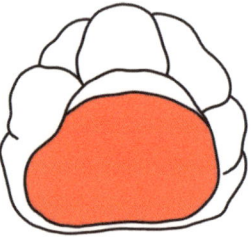

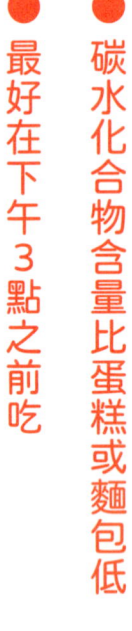

減重

- 在西式甜點中，屬於不容易讓人發胖的選擇
- 碳水化合物含量比蛋糕或麵包低
- 最好在下午3點之前吃

Part 5　由內而外變健康，讓「好狀態」一直持續

與其說是吃了也不會胖，不如說「在西式甜點中屬於比較不容易胖的類型」可能更準確。

為什麼奶油滿滿的泡芙吃了卻不容易變胖呢？

這是因為與其他點心相比，泡芙的碳水化合物含量較少。

畢竟泡芙的外皮本來就很薄嘛。

至於大家關心的熱量，一般的泡芙大約是200～250大卡。

順帶一提，網路上的資訊顯示，草莓蛋糕一片約366大卡、甜甜圈一個約375大卡，而蒙布朗因為含有栗子和大量鮮奶油所以熱量更高，約達425大卡。

當然這些數值會依照店家不同而有所差異，這裡只是提供一般的平均數據。當然，吃太多一樣會變胖！

不過，泡芙裡的奶油相比麵包或蛋糕的蛋糕體，其實有它的優點。

因為泡芙有很多非碳水化合物的成分！

179

當然奶油裡還是有糖,但同時也富含乳脂肪與蛋的蛋白質,因此相較於甜麵包來說,熱量還是比較低。

不過生奶油與卡士達醬內餡,相比之下是卡士達醬的熱量較低。

在減重期間,即使吃點甜點也沒關係,只要不過量,就能滿足口腹之欲而不造成太大的壓力。

點心控制在每天200大卡左右就OK。

此外,若想更不容易變胖,吃的時間與吃法也很重要。理想的進食時間是午餐後到下午三點前。這不只是針對泡芙,對於其他點心也一樣適用──因為這段時間是人體不容易儲存脂肪的時間。在這段時間內吃點心,身體比較容易消耗卡路里,所以不容易發胖。

另外,慢慢吃、細嚼慢嚥,能讓血糖緩慢上升,也就比較不容易囤積脂肪。

即使在減重期間,也不要一味壓抑自己「不能吃點心」,請開心地享受美食吧!

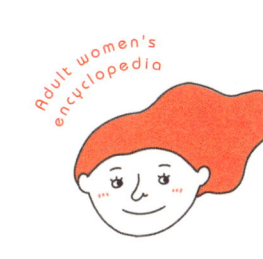

Part 5 由內而外變健康，讓「好狀態」一直持續

與其盲目鍛鍊，不如傾聽身體的聲音

現在市面上充斥著各種訓練影片，即使從運動指導員的角度來看，我也覺得其中很多都是「要相當努力才做得到」的內容。

這或許也是因為一般人對肌力訓練的印象，停留在「必須努力、用力去做的運動」，所以就某種程度上來說，這也是自然現象。

如果你是以成為運動員或健美選手那樣的體態為目標，當然沒有任何問題。

但對於其他人來說，在日常生活中，那些需要拼命努力的訓練真的那麼有必要嗎？

以年過50的人地來說，大多數人開始訓練身體的契機，應該是感受到身體不適，或者對現在的身體狀態感到焦慮吧？

如果是這樣的話，其實「拼命、用力去做」反而可能造成反效果。

這裡複習一下前面提過的觀念。**用力會讓身體出現不必要的緊繃，這些無謂的緊繃會導致身體疼痛或僵硬，甚至讓自律神經失調，引發疲勞等現象。**

現代社會本身就充滿壓力，加上我們長時間暴露在光線、手機、電腦之下，導致幾乎所有人都在不自覺中讓身體某個部位處於緊張狀態，根本無法「放鬆」。

如此一來，呼吸自然也變得又淺又短。

與其靠「努力型」的肌力訓練讓身體更加緊繃，倒不如先從任何人都能做到的簡單運動開始，學會「不再過度用力」。

因此，我們不需要做太困難或勉強自己的事。

與其盲目鍛鍊，不如重視自己對身體的感覺。

大腦、身體與心靈是互相連結的。此刻自己的身體是如何運作的？哪裡在伸展？哪裡在收縮？腳底的重心落在哪裡？

用大腦思考這些事情，在運動中透過心靈去感受身體的運作樂趣，你的身體終有一天會學會更有效率的活動方式。

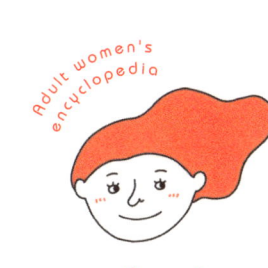

Part 5 由內而外變健康，讓「好狀態」一直持續

打造一個即使年紀增長，也能隨心所欲活動的身體

現在回頭看，我真的很慶幸自己是在40多歲時開始鍛鍊身體的。

我在快要滿30歲時生下長子，他特立獨行，以父母的角度來看，是個比較難帶的孩子，這也讓我經常感到疲憊與煩躁。

再加上從結婚開始就與婆婆同住，每天都充滿壓力，讓我感覺很壓抑。

35歲生下女兒後，出現骨盆前傾、漏尿等問題，雖然外表看起來沒有特別明顯，但小腹也漸漸凸出來。

不只外觀改變，我發現自己的身體變得僵硬，手腳總是冰冷，各種身體不適也漸漸浮現。

雖然兒子進入強烈叛逆期，讓我焦頭爛額，但女兒開始比較懂事，我才終於能

好好面對自己，認真思考⋯「如果就這樣什麼都不做一路老去，我的身體會變成什麼樣子⋯⋯？」

這份不安成為下定決心的契機，我開始調整自己的身體。

然後在開始約5年後，我的丈夫因重傷導致脊髓損傷，成為身心障礙者，那段時間，眼前一度陷入黑暗⋯⋯

但我深深感受到，自己之所以能夠撐過人生中最艱難的時期，是因為我已經擁有一副能輕快活動的身體。

我曾聽說：「身體與心靈是互相連結的。」透過自己的親身經歷，我體會到這句話完全正確。

經歷了20、30、40幾歲的年紀之後，50多歲這個年齡層被稱為「中年危機」族群。

不只要面對自己的問題，還有父母與家人身上接踵而來的種種挑戰。

為了能夠正面迎戰這些人生課題，我們需要擁有健康、能自在活動的身體。

184

Part 5 由內而外變健康，讓「好狀態」一直持續

只要不放棄，身體是可以改變的。就算不做辛苦的肌力訓練，也能有所改變。

我透過「體芯力體操」開始鍛鍊自己，更強烈地感受到「身體鍛鍊可以開拓人生未來的可能性」。

如果擁有能自在活動的身體，你會想做些什麼？

如果身體沒有疼痛或不適，你會有什麼感受？

光是想像這種情景，就讓人感到興奮不是嗎？

今後的世界被稱為「百歲時代」。

為了能夠活得健康、有餘力去實踐想做的事，讓我們懷著愉快的心情鍛鍊身體吧！

結語
你的身體，其實可以更輕鬆！

感謝您閱讀到最後。

讀完本書後，各位或許已經意識到，我們體內那些「難纏的疲勞」是如何產生的。其實這些疲勞源自於腦部試圖「保護身體」的機制。

如果不了解這一點，就盲目地拼命進行訓練，試圖改善疲勞或身體不適，那麼這些努力很可能會付諸流水。

也就是說，即使不用特別「努力」，只要從大腦下手，也有可能改善疲勞與身體不適。

即使討厭運動、體力不好、年紀大，甚至身體有障礙，也仍然有可能讓現在的身體變得更加輕鬆。

我在接觸到「體芯力」這項運動時，最令我震撼的一點，就是這項運動「不分男女老少，高齡、體力不足甚至是身障者」都能參與。

其實就在我遇見體芯力體操不久前，我的丈夫因重大意外導致脊髓損傷，成為身障者。

因為努力復健，他總算能拄著拐杖自行行走，但要做一般的運動就很困難。每天所能做的就是持續復健，好讓日常生活中的「站立」、「行走」能稍微輕鬆一點。

在當今社會，能讓「男女老少、高齡者、體力不足者、身障者」都能參與的運動，其實很稀少。社交媒體平台的運動影片，大多預設觀眾是健康族群，甚至是體能條件相當優秀的人，這樣的內容幾乎占大多數。

但是真正需要運動的人，不正是高齡者、體力不足者、以及身體有障礙的人嗎？

如今，我先生也持續練習「體芯力」體操，他自己也感受到，相較於只做復健的日子，身體有了不同的變化。

正因為與「體芯力」相遇，我才得以出版這本處女作。

與體芯力創始人鈴木亮司先生結緣至今，已經過了10年，至今我仍從他那裡持續學習許多深度知識，對我而言，他是我一生的老師。

在此謹致上由衷的謝意。

另外，去年夏天，大和出版的編輯岡田祐季先生向我提出出版書籍的邀約，當下真的非常高興，感覺就像作夢一樣。感謝編輯在 Instagram 上發現我，岡田先生不只提出邀約，也一路支持我完成這本書的撰寫。

負責插畫的 mugi，本人竟然就是物理治療師，是一位擁有專業知識的身體專家！能夠請到 mugi 繪製插圖，這份安心感真的是難以言喻。插圖很可愛，光是看著就令人心情平靜。

此外，若沒有丈夫與家人的協助，我想我也無法堅持到最後。真的非常感謝所有人。

最後，我由衷地期盼透過本書，能讓更多人即使不努力，也能輕鬆地改善那些「難纏的疲勞」，盡情實現自己想做的每一件事。

坂村純子

參考文獻

《有效鍛鍊深層肌肉的「體芯力」全身體操》鈴木亮司著 青春出版社

《緊緻身體線條的「體芯力」體操》鈴木亮司著 青春出版社

《為什麼「放鬆」對身體有益？》鈴木亮司著 青春出版社

《走到100歲！「體芯力」體操》鈴木亮司著 青春出版社

《逆齡健走》小林寬道著 寶島社

《提升身體能力的「大和身姿」》安田登著 筑摩書房

Orange Health 21

超有感！每天3分鐘，消除難纏的疲勞和酸痛

每天僅需彎曲、拉伸、扭轉！
消除肩酸、浮腫、眼睛疲勞、腰痛及倦怠感

作者：坂村純子

---- 出版發行 ----

作　者	坂村純子	
譯　者	涂紋凰	
總編輯	于筱芬	CAROL YU, Editor-in-Chief
副總編輯	謝穎昇	EASON HSIEH, Deputy Editor-in-Chief
業務經理	陳順龍	SHUNLONG CHEN, Sales Manager
美術設計	點點設計×楊雅期	
製版／印刷／裝訂	皇甫彩藝印刷股份有限公司	

OTONA JOSHI NO "YAKKAI NA TSUKARE" GA TORERU TAIZEN
Copyright © 2024 by Junko SAKAMURA
All rights reserved.
Interior design by Kaho IWANAGA(MOAI)
Illustrations by mugi
First published in Japan in 2024 by Daiwashuppan, Inc.
Traditional Chinese translation rights arranged with PHP Institute, Inc., Japan.
through Nanning Tongzhou Culture Co., Ltd.

---- 編輯中心 ----

ADD／桃園市中壢區山東路588巷68弄17號
2F., No. 147, Yongchang Rd., Zhongli Dist., Taoyuan City 320014, Taiwan (R.O.C.)
TEL／（886）3-381-1618　FAX／（886）3-381-1620

---- 全球總經銷 ----

聯合發行股份有限公司
ADD／新北市新店區寶橋路235巷6弄6號2樓
TEL／（886）2-2917-8022　FAX／（886）2-2915-8614

初版日期 2025年9月